U0278505

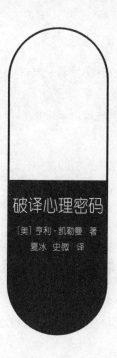

破译心理密码

[美] 亨利·凯勒曼 著

夏冰 史微 译

华夏出版社

HUAXIA PUBLISHING HOUSE

图书在版编目（CIP）数据

破译心理密码/ (美)凯勒曼著；夏冰，史薇译.—北京：华夏出版社，2014.2

书名原文: The 4 steps to peace of mind

ISBN 978-7-5080-7971-4

Ⅰ.①破… Ⅱ.①凯… ②夏… ③史… Ⅲ.①精神疗法－普及读物 Ⅳ.①R749.055-49

中国版本图书馆 CIP 数据核字（2014）第 011799 号

The 4 steps to peace of mind / by Henry Kellerman / ISBN:978-0-7425-5878-6

Copyright© 2007 by Rowman & Littlefield Publishers , Inc.

破译心理密码

作　者	[美]亨利·凯勒曼	译　者	夏冰　史薇
责任编辑	罗　庆		

出版发行　华夏出版社

经　销　新华书店

印　刷　北京市建筑工业印刷厂南厂

装　订　三河市李旗庄少明印装厂

版　次　2014 年 2 月北京第 1 版
　　　　2014 年 5 月北京第 1 次印刷

开　本　880×1230　1/32 开

印　张　5

字　数　78 千字

定　价　28.00 元

华夏出版社　地址：北京市东直门外香河园北里 4 号　邮编：100028
　　　　　　网址：www.hxph.com.cn　电话：（010）64663331（转）

若发现本版图书有印装质量问题，请与我社营销中心联系调换。

目录

序言

　　一个女人说："我快要焦虑得疯掉了。"一个男人则抱怨："我无法停止计数的习惯，计数，计数，计数，看，我都说了三遍计数了。"另外一个女人大叫："我总是经常在很微不足道的事情上大吼大叫，真该死。"又一个女人接着替她的丈夫说道："他无法应对聚会、婚礼等任何社交方面的事情。"紧接着，一个男人说自己每天晚上睡觉之前都必须一次又一次地检查自己家前门是否锁好。另外一个男人说："有时候我会突然产生伤害别人的念头来，这让我非常害怕。"这时候，一个男人拿着手帕捂着自己的嘴巴说道："我从来不碰门把手、灯的开关或者其他沾满细菌的东西。"

　　这些人都在谈论着自己的心理症状，偏头痛、恐高症、开阔空间恐惧症、无法摆脱的可怕想法、沉迷、宗教信仰、强迫症和其他种种问题。这些问题你也有过吗？不要担心。实际上，几乎所有的人在生命中的某段时间或多或少都会有这样的症状。

在我开始接受精神学以及后来的精神分析学培训时，有一些问题让我非常感兴趣。所以，在这五十年来，我一直与医院、诊所包括私人诊所的人们一起工作，我得以近距离地接触到所有类型的心理病症。在大多数病例中，每当我询问患者时，他们通常会回答我说，困扰他们的是他们最亲近的人或者他们没有最亲近的人。然而，这些患者来治疗时不断重复说的，往往是他们要治愈病症。

什么是情感/心理病症？

当人们感觉自己正处于一种无法自控的状态中时，我敢打赌，心理病症已经开始产生了。因此，一个情感心理症状就是一段你感觉无法自控的经历。基本上，你就是无法控制它。相反，这个情感/心理症状控制了你，而你对此几乎无能为力。这个症状将会支配你。在那个时候，你将感受到一种内在力量的出现，一种不同于意识但又比意识更具影响的力量。所以，如果你有过这样的经历，那么你就会明白这种感觉很奇怪，会让人感觉不适，经常使人陷入窘迫的境地。

有人知道如何治疗心理病症吗?

这些年来，我慢慢梳理出心理病症的核心部分，即这些症状是如何作用、发展以及如何治愈的。奇怪的是还没有一个指南或是手册来供心理医生分析和治愈所有心理病症。尽管心理医生对精神疗法了解得不少，但悲哀的是，还没有一个清楚详细的技术能让医生们在面对症状时参考，并治愈它。事实上，心理病症是不讲逻辑的，也不能靠意愿来使这些病症离开我们。要治疗这些症状，你必须要知道它们的密码，它们是由什么组成的。虽然西格蒙德·弗洛伊德告诉了我们很多关于心理病症的知识，但他从未列出让我们能接近心理病症核心以及如何治愈它的公式、程式或基本的密码。

写这本书的目的是什么？

我会在本书中详细地介绍这样一个我称之为心理病症密码的公式。当这个公式被使用时，这些病症就能被解锁和深入理解，进而得到治疗。换句话说，我的目标就是让人们可以通过我这本书来了解、减轻甚至是治愈他们自己的心理病症，从而使内心更加平静。在一些案例中，心理病症密码和需要药物结合起来使用，才能改善或减轻患者的病症。

在第一章中，我会描述心理病症密码的四个要点，下面我简单地列个提纲：

心理病症密码的四要点

要点一　你有某种愿望，但是或许你并没有意识到它的存在。

要点二　你很愤怒，你却并不一定意识到这一点。

要点三　你的愤怒是针对某个特定对象的。

要点四　针对你的愿望，你需要去做一些事情。

在第二章中，我将列出一系列的心理病症，展示出心理病症密码是怎样用于解决这些问题的。在第三章中，我将描述这些心理病症究竟意味着什么，这样你就能对你现在所经历和遭受的事情有一个更好的了解。在第四章中，你将看到，当心理病症密码对一些心理病症的作用不太明显时，需要药物协助治疗的原因。在第五章，我会对心理病症密码做一个总结。

当你最终了解了这以上四个要点的答案时，你会意识到你有什么潜在的愿望，你对谁有着什么样不满的情绪，以及你需要做一些关于这些欲望和不满情绪的事情，这样你就会在治疗你的心理病症的过程中取得良好的效果。好了，让我们开始吧！

第一章

解开心理症结的关键

心理病症疗法的四要点

1
要点一　愿望

　　一切都源于愿望。几乎所有的事情都是愿望。我们都是充满愿望的生物。这就意味着人们始终会有各种各样的愿望。另外，我们并不区分强烈的愿望和微小的愿望。对于我们来说它们都很重要！我们想要什么就一定要得到什么，我们都是这样。基本上，愿望的产生都是由于"快乐原理"。这就意味着人们一直想要愉快、高兴、满足的感觉，想摆脱一切不愉快的感觉。问题在于，在实际生活中，我们的愿望并不是总能得到满足。或者，有的愿望得到了满足，但过程并不是我们所希望的那样。又或是满足我们的方式不是我们所希望的那样。又或是过程和方式都是我们所希望的那样，当这个愿望实现后，却发现带来的满足感没有我们想象的那么多。

在大部分时间里，我们的需求、希望、愿望都是差不多的。但是我们经常得不到满足。当我们的愿望得不到满足时会发生什么呢？其实真的很简单。当愿望得不到满足时，我们会感觉到沮丧，觉得失去了力量，加剧了紧张感。

接下来会发生什么呢？我们会寻找自我安慰的方法。寻求自我安慰的方式是一种自动的、潜意识的方式，是想让自己感觉没那么沮丧，让自己感觉好点的一种尝试。我们不喜欢被剥夺力量。换句话说，就是我们不喜欢被悬挂在半空中的感觉。

沮丧感很有意思，因为这世界上的每个人对沮丧感都有着相同的反应。我们感觉沮丧是因为得不到我们想要的，令我们不安的也是因为得不到我们想要的，它使我们每个人产生了无助的感觉。那么，什么是无助？它意味着我们感到失去了力量。当一个人感到愿望受到阻碍时，他会觉得无助或是力量被剥夺了，以至于完全失去了力量。

让我来举个例子。你在赶一辆公共汽车或是火车，当你看到这辆公共汽车或火车时，你奔向它们，但是不能确定你是否一定能赶得上。你想要赶上这辆公共汽车或是火车的愿望很迫切。你感觉到你可以赶得上，已经差不多要成功了，你一直在跑。当你接近这辆公共汽车或火车车门的时候，车门关闭了，车辆已经启动，只剩下一路狂奔、筋疲力尽的你喘着粗气。只剩你拖着沉重的行李站在空荡荡的站台上，下一趟车会在二十分钟后才能到（如果准点的话）。你已经迟到了或者你将要晚些时候才能回到家里。当你赶上这趟公共汽车或是火车的愿望破灭了，你会感觉很好，感到充满了力量吗？不，当然不会。相反，你只会感到挫败，感到失去了力量。这是个很奇妙的词语——力量被剥夺。你的愿望得不到满足。你感到沮丧，因此，你感到力量被剥夺。

到目前为止，我们看到了愿望、对愿望的阻碍、由于愿望未能满足而导致的懊恼，以及未能满足的愿望无可避免地会带来的力量被剥夺的感觉。

关于愿望需要谨记的事

愿望就是我们想要得到的东西，包括一系列从最傻的到最重大的事情。我们要记住，愿望基本上是不会被社会法律支配的。愿望在一定程度上是建立在我们的需求、态度和感觉上的。愿望就是担心是否能得到某些东西。我们想要爱情，我们希望一些人健康长寿，而另外一些人最好赶紧死掉。我们想要被称赞。我们想要听到一些人的好消息、一些人的坏消息。我们想要舒适、安全、愉悦、成功、胜利、友情，无论大小。

现在我要提到的是，为什么一些症状会减轻紧张和不安的状态，而有的症状会加剧这种紧张和不安的状态。这都与愿望有关。实际上，在这本书中将要出现的所有症状都可以分为两类，一类会消除病人的紧张感，另一类则会加剧病人的紧张感。为什么会这样呢？答案就是这取决于人们愿望的类型，换句话说就是愿望的方向。让我们简单点来说，如果你的愿望是一个很直接的愿望，这个愿望是想要得到什么东西，那么清楚的事实就是，这个症状将会减轻你的紧张感。另外一方面，如果这个愿望不是非常直接，或者这个愿望是想要避免什么东西，那么相反的事情就会发生，这个症状会加剧你的紧张感。

所以，这本书中出现的所有症状，每个都可以从其中认出包含了想得到什么东西的愿望或是想要避免什么东西的愿望。现在，记住，我们现在正在说的是心理症状密码的四个要点。这是要点一，愿望。

2
要点二　愤怒

　　如果愿望受到阻碍，你的反应是感到失去信心。不管你是不是很清醒地认识到这一点，你都会在那个时候感觉到很愤怒。这就意味着这世界上的任何人，不管来自哪个地方，处于哪种文化之中，不论他信仰哪种宗教或属于哪个种族，在感觉失去信心时都会感到愤怒，无一例外。这就是情感和精神心理法则的核心。

　　这个规律表明愤怒是一种自然的表现，是感觉到失去信心时心理和情绪上的一种反应。你感觉到失去信心时，就像我说的，不管你是谁，也不管你身在何处，你都会感觉到愤怒。现在，你可能还没有很清楚地认识到愤怒这种情绪，或者在你最疯狂的梦里你有过愤怒的感觉。然而，事实上你会感觉到愤怒。我们之中的大多数人，一般都没有很清醒地认识到愤怒是我们感到失去信心时的一种反应。

我们知道的是我们感觉到不安，我们感觉到紧张，但是我们不是很确定这是失去信心带来的感觉——愤怒，这才是造成我们不安的原因。我们甚至没有认识到，我们感觉到挫败、失去信心的结果就是感觉到愤怒。但是我们知道我们的情绪不好，所以我们称之为不安、心烦、紧张或者是一种特定类型的焦虑。又或是我们用其他类型的词语来代替愤怒，比如烦恼、困扰、焦躁，甚至是厌烦。

为什么我们会不想知道愤怒产生的原因是感觉到失去信心了呢？又是什么原因让愤怒成为感觉不愉快或是失去信心时的一种自然的心理反应呢？

恢复力量感的必要性

当我们感到失去力量感时，关键在于需要恢复力量感。没有人希望停留在感觉无力的状态之中，哪怕是很短的一段时间。但是事实上，当我们感觉失去力量感时，除了产生愤怒的情绪以外，我们经常找不到能恢复力量感的方法。

愤怒是一种很强烈的情绪，还带有很强的个人色彩。让我们来看一下愤怒的个体差异性。

假设你有一种侵略性的驱动力，当你感觉自己想要爆发时，当你有过潜在暴怒的经历时，如果你有攻击倾向，伴随着这些特性，你将会感觉有资格对抗别人，那么这些倾向会帮助人们将无力感或失去信心转变成控制或力量。

愤怒的特征

愤怒具有天生的侵略性动机

愤怒具有膨胀性

愤怒具有爆发的潜能

愤怒具有攻击的倾向

愤怒具有对抗性的倾向

愤怒具有表达内心感受的资格

愤怒被视为增强自信心、消除无助感的一种方式

从这个意义上来说，当一个人感觉到无力或失去信心，也没有能力去改变这种状态时，难怪愤怒的情绪会起作用。就像我前面提到过的，人们一般甚至都意识不到愤怒的存在。愤怒会在一定程度上被抑制住，被推进人的无意识心理里。愤怒被抑制是因为愤怒的对象往往是我们没有能力去挑战的人。举例来说，当面对你的老板或是其他一些有权力的人时，如果去挑战他们，你的生活将变得很困难。此时，与把愤怒表达出来或意识到愤怒的存在相反，人们就会去抑制它，将它深埋于潜意识里，从而根本没有意识到它的存在。

但是这并不是这个故事的结尾，因为愤怒是一种很强烈的情绪，可以说是最强烈的情绪，如果被抑制，愤怒的情绪将会反弹，从心底被推出来，辐射成为焦虑、苦恼、紧张的情绪。

假如我们意识到我们很愤怒，事实上，那个时候愤怒直接指向的是最开始你打算发怒的对象，然后，这个情绪或是心理症状会消失。如果你知道这个对象是谁，你的症状就会消失。

几个明显表示愤怒的词语

Rage 盛怒

Fury 狂怒

Resentment 愤恨

Irritability 易怒

Quarrelsomeness 喜欢吵架

Loathing 憎恨

Contemptuousness 蔑视

Hatefulness 厌恶

几个隐晦表示愤怒的词语

Annoyed 恼怒的

Discontented 不满意的

Disconcerted 窘迫的

Upset 失望的

Sullen 愠怒的

Bored 厌烦的

Suspicious 怀疑的

Stressed 紧张的

所以，意识到你真正发怒的对象是一个特定的人，这是非常重要的。如果你能识别出你愤怒的对象到底是谁，你就不会助长这个症状。但是，如果你有一种症状，可以肯定的是你正将愤怒埋藏于你的无意识心理里，但是你并没有意识到一些特定的人才是这个愤怒的对象。于是，当你没有意识到愤怒在何处时，你就更不会意识到你愤怒的对象的存在。

这就导出了我的第三个要点——对象，我会在下一节中讨论这一要点。

3
要点三 对象

当愤怒被深藏于心，并没有被你察觉时，麻烦才刚刚开始。心理学的坚实核心表明：当愤怒被压抑时，另外一个症状肯定会出现。当你对于某个特定的人压制住你的愤怒的时候，就是你出现症状的时候。

接着，你就会想起你的愿望，开始希望愿望能得以实现。当愿望受挫时，你会感觉到不开心，感觉到力量被剥夺了。你用对阻挠你愿望的人发怒的方式，来挑战不开心的情绪和力量被剥夺的感觉。这就是我们所说的对象，不是某个物品，而总是某个人。

谁是那个对象？

这些对象就是在你生命中具有各自个性的人物。你需要知道的很重要的一点是哪些人阻止了你的愿望。这是你需要做的第一个工作。你需要知道是谁让你不开心，拒绝你或是阻碍你通往目标的小路——你的愿望。

乍一看，这好像是个很难解决的问题。每个人的生命中都有大量的这种人存在，不是吗？如何缩小范围来找到这个始作俑者呢？

通常的怀疑对象

一个好消息是这个问题并没有看起来那么复杂。事实上，对于我们每个人来说，只有不到六七个很重要的人可能会成为罪魁祸首——我们的目标对象。为了能找到那个正确的对象，我们需要辨认出哪些人可能是那个对象。为了达到这个目的，我们需要将这些通常被怀疑的目标集中在某一部分人身上。

通常来说，那些能够影响我们、让我们惊恐、让我们疯狂的人就是那些让我们得不到所想的、阻碍我们愿望的人。所以，这个对象就是那些阻止我们实现愿望的人。

通常的被怀疑对象

配偶 / 未婚夫

父母 / 孩子

兄弟姐妹 / 老板

朋友 / 同事

亲戚 / 商业伙伴

最佳的被怀疑对象

你身边最亲密的人

能支配你的人

和你分享重要事情的人

你爱的人

你讨厌的人

把他们集中起来

当我们试着找出哪些人可能是那个对象中，我们可能觉得无从下手。思考过后，我们想到了如此多的人。在我们的生活中，这种人可能有四五十个，甚至一百个。情况真是这样吗？

这么想是错的。那些能够使我们产生心理压力、使我们焦虑最终导致心理病症的只是很少的一些人。这些人有多少呢？答案是 5~10，就是这个范围。十个已经很多了。这很少的成员包括：你的配偶，你的孩子，你的双亲或是其中的一个，你的兄弟姐妹，你的亲戚，你的老板，特殊的同事，或者很亲密的朋友。

当你正处于一个症状之中并在寻找那个对象时，你需要将可能是始作俑者的约五六个人在心里集中起来，来找到是谁让你感觉到不满，伤害了你，让你惊恐，或者是让你感觉到自己很蠢、不开心，感觉到羞辱，是谁对你说"不"，是谁让你产生无力感，进而感觉到愤怒。

就像我们已经指出的，有的时候是很难意识到自己实际已经处于愤怒的状态之中。但是如果你正处于一个症状之中，你就能确定愤怒就在那里——你的心底。所以就算你没有感觉到愤怒，试着去想想你是否有不满的情绪。不满的情绪常常就像一个可以跟随的路线图，它可以引导你到达你的终点——愤怒。而且愤怒的目标是一个明确的人——我所说的对象。

现在，我们还有一个要点可以论证心理病症的密码。要点一是对于愿望的思考。要点二是关于愤怒这个问题的分析。要点三包含了愤怒指向的是一个明确的人——对象。我们最后一个要点，关系到对于初始愿望我们该如何去做。

4
要点四　如何做

如果你有一个心理病症而且你知道自己的愿望是什么，清楚那个阻止你愿望的人是谁，你也能够认识到不满或者愤怒的情绪在潜伏中，或者在煎熬着你，这时就会有一个非常好的机会来攻克你的心理病症。

了解心理病症密码这三个组成部分或者说三个要点 (愿望、愤怒、愤怒的对象) 肯定会使这些心理病症丧失它的强力，从而失去对你和你人格的掌控。但是，如果要把心理病症斩草除根，如何对待愿望是非常重要的。

这个关系到最初的愿望被最早阻止的地方。例子包括完成一项工作时最开始就受到阻碍，求助于一个起初不愿去求助的人，诸如此类。要点是去做与未达成的愿望相关的事。

界线

"如何做"绝不是在脑子里空想而已。可以说，在内心里你是在界限的后方。设想一下，如果有这样一条界线，我们会发现，当处于这条界限的后方时，我们处在一种幻想或者说思考的模式之中，甚至一种逃避的状态。界线的后方恰恰是无作为区域，只有界线的前方才是可以有所作为的区域。根据这个含义，在有所作为的区域如何做这一行为将定义为界线前方的行为。

界线前方正是"如何做"产生的地方。"如何做"必须是积极主动的、与初始愿望以及那些阻碍愿望实现的对象有关的。因此，"如何做"通常是指努力完成或坚持做一开始就受到阻碍的某事。

还有很重要的一点你必须知道，那就是"如何做"并不依赖于问题的实际解决程度以及一开始你就想获得的东西。"如何做"的重要性更倾向于为了解决初始问题所做的努力，即使只是为了脱离困境的一小步。

　　分析完每一个心理病症密码要点的含义后，现在我们来看几个心理病症密码应用的实际案例吧。

第二章

利用心理病症密码解决实际案例

这些案例都利用心理病症密码治愈且

没有进行任何药物治疗

5

强迫症

床底下的瓶子

为了缓解肚子里"古怪的感觉",一个 11 岁的男孩强迫自己将瓶子放到床下。

发生了什么?

乔什突然感觉到他的肚里里开始产生他称之为"古怪或是不好的感觉"。乔什知道一点,如果他把瓶子放到床底下时,几乎是自动地,这些奇怪的感觉会消失不见。无论什么时候,当他产生这些古怪的感觉时，他就会收集房子里的瓶子并将这些瓶子放到床底下。在那个瞬间，这些古怪或是不好的感觉会立刻消失。"这就像是个魔法。"乔什说道。

使用心理病症密码

基于我们心理病症密码的要点一（愿望）、要点二（愤怒）、要点三（对象），我们对乔什进行了如下猜测：

1. 乔什有一些被阻碍的愿望；

2. 他对此感到很愤怒；

3. 他并没有意识到，他在对一个特定的人发脾气——对象。

乔什记得他最初感受到"古怪的感觉"是在几个月之前，那个时候他的父母有过一次激烈的争吵。这是乔什第一次看到父母如此激烈的争吵，他吓坏了。在争吵中，父亲提出要离婚，这让乔什更加难过。

乔什是这个家里唯一的孩子，家庭的支离破碎是他所不能想象的。家庭对于他来说是这个世界上最重要的东西，加上他把父亲扬言要离婚的话当真了，这个关键的事件引发了他的"瓶子心理病症"，特别是从此一两天之后，他的肚子里就开始有"古怪的感觉"。

但是那个时候，在他的生活中，其他一些古怪的或是不一样的事情也在发生。也就是说，另外一些事情发生在他的身上，就像是他开始了一段新的生活————一段不同的生活。

乔什关于"瓶子心理病症"的故事

乔什在读中学 8 年级。肚子里"古怪的感觉"开始产生的同时，每天放学回家后，他就告诉母亲要去图书馆学习或是去图书馆做义工。在那之前，他会带上一些书本。但是乔什并没有去图书馆，而是去了电影院。只要学校一放假，他就会去看电影。

乔什知道这意味着什么。他能立刻感觉得到，那种感觉就像看电影是对家庭作业的一种逃避。或许这有点可笑，因为他之前从未试过不写作业，而且他一直以来都是个乖学生。但是现在全变了，紧接着他的老师发现他上课时经常盯着窗外发呆。一位老师给乔什家打电话，告诉他妈妈他对学习没有以前那么上心了，并对他的现状表示担忧。当妈妈问起这件事时，乔什直接地回答道："我对所有这些东西都不感兴趣，法语和数学对我完全没有用。"

　　除此以外，乔什也不再结交新朋友，连最好的朋友里基和他的联络也没有以往那么密切了。

　　是什么吸引了乔什所有的注意力和想法呢？所有这些变化与什么有关？又是如何影响乔什肚子里"古怪的感觉"的？

　　当乔什看完电影回到家的时候，已经是用餐时间了。但是他其实并没有那么饿，因为他在电影院的时候会买一些冰激凌和薯条，用这些美味让自己平静下来。一个人坐在电影院里，一边用薯条蘸着杯中的冰激凌，一边在黑暗中看着电影，这是他最喜欢做的事情之一。因此回家之后，他就会变得食欲不振。除此以外，他还会经常尝试不同的回家路线，以此来避开那些陌生的邻居。

慢慢地，他发现只要一到家，就会想要把瓶子放到床底下。这就是他每天的生活：没有学习的兴趣，看电影代替了写作业，寻找新的回家路线，不结交朋友，食欲不振，还有将瓶子放到床下。令人惊讶的是，乔什很清楚自己在干什么。

当他向我讲述这些的时候，他说他有时会感到很失落，所以他不想去上学。电影让他真切感受到主角那种强大且无所不能的力量。自从不和朋友们接触后，尤其是里基，乔什就知道自己不会再和里基分享任何秘密了，因为这些朋友的秘密是如此幼稚。采用不同的回家路线这件事某种程度上是乔什的一个秘密，他认为一个完全陌生的环境会让他觉得很神秘。但是只要一提到床底下的瓶子，他就会很为难。

这就是我们要着手的地方。

描述这一症状

乔什详细地描述了这一"瓶子心理病症"。当被问到他把瓶子放在哪个床下时，他隐晦地提到是他父母的床，他经常将瓶子放在他父母床下。

问：你将瓶子放在他们床的哪一边？

答：只放在我父亲睡的那一边。

问：是什么类型的瓶子？

答：药瓶，甚至可能是邦迪盒子或者空的药瓶，通常是和药有关或者能改善身体不适的东西。

心理病症密码

现在将心理病症密码应用到乔什这个故事中的每一环节：

1. 乔什渴望能有一个完整家庭的愿望受到了威胁，这是一个直接愿望，因此将瓶子放在床下这一综合症缓解了他的紧张；

2. 事实上，乔什认为家庭将要破裂，这使得他非常愤怒，虽然他只是下意识地感到害怕；

3. 这个人——他愤怒的对象——显然是他的父亲。这些瓶子仅仅只是放在了他父亲睡觉的那一侧床下。

现在，乔什独特的心理病症就容易理解了。

这个心理病症的含义

首先，乔什肚子里古怪或不好的感觉实际上是出于对他父亲的愤怒的一种无意识的表现。床底下的瓶子治愈了他肚子里古怪的感觉，因为那些瓶子装着药，不管是真实的还是想象的。所以当乔什将药（甚至是邦迪）放到他父亲睡觉的那一侧床下时，他古怪的感觉会消失不见。因为在乔什的潜意识里，这个药会穿过床垫，被他父亲吸收，从而恢复父亲对母亲的爱意。从此，父亲会真心地爱母亲，再也不会离婚。

乔什反复地使用这一治疗手段。只要古怪的感觉一来，他就会用同样的方法——也就是将瓶子放到床下——来治愈这感觉。因此，乔什用这种独特的症状保护了他父母的婚姻，满足了他希望家庭完整这一基本的愿望。

另外，那些伴随着瓶子症状的古怪行为也全部都有了解释。首先，他不能专注地学习，试问当一个人将全部注意力放在了他的私生活上，他又如何能关注数学或外语这种客观事物呢？因此，当他的老师说他在课堂上盯着窗外看时，这让他很惊讶，他意识到这是真的，他真的一直在看窗外，他不记得在发呆时都想了些什么。当然，答案是他深陷在父母关系对他造成的紧张情绪之中。这占据了他的全部思维，即使他没能记起都想了些什么。其次，看电影是对焦虑情绪的一种逃避，他喜欢的冰激凌和薯条也安抚了他的情绪，这就好像是一种自我治疗的过程。他的食欲不振不仅仅是因为看电影时吃了零食，再加上在家时，他那种不好的感觉会变得很强烈，这也会影响他的食欲。他如此伤心，以至于不能开心地吃饭。再次，提到里基，问题的症结在于乔什羞于向任何人提起他破碎的家庭生活这个深埋于心的最黑暗的秘密。这个秘密埋藏得如此之，深甚至连他自己都没有意识到，即使他知道有些地方不对劲。最后，他采用不同的回家路线、避开陌生的邻居，意味着他想把家庭破裂的感受表现得与众不同。令人觉得讽刺的是，他的家庭并没有完全破裂。他的父母仅仅只是吵了一架，况且那已经过去。但是对于乔什来说，这件事并没有过去，这件事的影响转化成"床底下的瓶子"的症状，并带来一系列的新行为。乔什从此变得有点儿不一样了，幸好我们及时地掌握了这一情况。

如何做——界线之前

最后，基于心理病症密码第四点——如何做——我们要求乔什家召开一个家庭会议，让乔什和父母好好地谈一谈，这是在界线之前的行为。在家庭会议上，父亲告诉乔什父母依然相爱，争吵中那些关于离婚的言论只是一时的气话。真相原来如此！一家三口对视了片刻，就像在说："看吧？这是真的。根本没什么事。我们彼此相爱，我们也爱你，而且我们永远不会离婚！我们是一家人！"当然，他们是如此真诚，又是如此肯定，相信乔什也能看到。

心理病症密码的前三个要点需要谨记：

1. 愿望是什么；

2. 乔什非常愤怒；

3. 他愤怒的对象是他父亲。

心理病症密码的要点四，这个案例中的"如何做"这一步，是召开家庭会议并商量讨论，从此之后，乔什的症状就成为一段回忆。

6

侵入性思想

想掐死某人的恐惧感

有这样一个男人，每次和女朋友独处时，他都会很恐慌，因为他的脑子里总是突然冒出想掐死自己女朋友的想法。

发生了什么？

泰德是一位五十多岁的单身男性，有一次与约会对象在共进晚餐并观看了一场电影之后，来到了这位女性的公寓里。慢慢地，他们深陷在激情之中，然而泰德的这位约会对象似乎太能侃了，到底能侃到什么地步呢？他举了一个例子："一条蓝色的条纹她都能喋喋不休地说一晚上。"

当他们双双躺倒在床上时，泰德的脑子里突然冒出一种想掐死她的想法。这种想法被称为侵入性思想，这是一种凭空出现而且不会自动消除、会逐渐变成强迫性的思想。

无论如何挣扎，他都无法摆脱这个想法。他感到非常震惊，尤其是在和前一位约会对象相处时他也曾有过同样的想法。由于前一次的经历仅仅持续了很短的时间，因此他并没有过多地在意。令他诧异的是，这次约会对象是另一个女性，但仍然出现了这种想法，而且越挣扎陷得越深。从此，他开始了一段害怕（实际上是警觉）、自我原谅和逃避之路。

使用心理病症密码

基于我们心理病症密码的要点一（愿望）、要点二（愤怒）、要点三（对象），我们对泰德进行了如下猜测：

1. 泰德有一些被阻碍的愿望;

2. 他对此感到很愤怒;

3. 他并没有意识到,他在对一个特定的人发脾气——对象。

泰德从来没有谈过一次真正的恋爱,就像他说的,"时间长了,他会对任何一个人感到厌倦"。虽然他是一位成功的商人,但经常也会和雇员、客户发生争执。然而,在待人这方面他做得很好,主要是因为他办事很有效率而且出手阔绰,尤其是在发奖金时。

但是他是一个没有耐心的人,因此他很难体会别人的感受。反过来,他却要求别人对他必须很耐心、很宽容、很体贴。他说他很喜欢别人围着他转的感觉,也很珍惜别人谈论他时的机会。他非常在意外表形象,会花很多时间在镜子前检查自己的仪表是否和想象中一样完美。

泰德关于"掐人心理病症"的故事

泰德非常沉迷于性行为，通常只要他一想到和性有关的事情，就像他说的"一下子就兴奋了"。实际上，最让他快乐的是寻找那些能让他兴奋的与性有关的事情，这就意味着他要做大量的工作——幻想以及挑选那些能让他兴奋的女性。一旦他开始专注于这件事，那么接下来最大的难题就在于，他开始兴奋之后需要寻找一个自慰的地方。而且寻找自慰场所这件事几乎每天都会上演。

晚上躺在床上时他也会自慰，只有这样他才能心满意足地睡着。白天的行为让他非常困扰，但他却碰巧发现了一件事，而这件事大多数人是从来想都没想过的。因为工作的原因，泰德每天都会出门和现有客户以及潜在客户会面。他的职业是文具经销商，销售所有种类的文具，包括订书器、纸张、回形针、钢笔等。但他私底下却喜欢专注于寻找带浴室的公共场所。他之所以需要找这样的地方，是因为每当他有意识地想要用性幻想来刺激自己时，能有一个地方可以让他自慰。但问题是在哪里可以做这件事呢？

泰德计上心来，一下子就想到了旅馆。在曼哈顿，遍地都是旅馆，尤其是市中心。而且每一个旅馆的大厅都设有公共浴室。这就解决了泰德的难题。不管他在曼哈顿的哪个地方，他都能找到一家旅馆，在浴室的小隔间里完成自慰行为。完事之后他会接着去赴下一个会面。

在他成年后，至少是过去的 25 年间，这一系列行为一直在发生。对，25 年！那么这些行为在宏观上对他的生活有影响吗？更确切地说，对他的约会活动有影响吗？答案是肯定会。这种行为让他一直保持着单身，因为他时常自慰，这让他很满足，因此，他没有动力去郑重其事地和任何一个人保持联络。他用无法自拔的自慰取代了和别人谈恋爱，这也就是他成年后保持单身的原因。自慰让他和自己谈恋爱，本质上来说，他爱上了自己的生殖器官，也就是他爱上了自己。当然，他也会经常和别人约会，但是和女朋友们约会真正意义上只能算作基础关系之外的事情，这种基础关系就是他和自己——更确切地说，是和自己的生殖器官——谈恋爱。

然而，最迫切的问题是：他的自慰病症和掐人病症有什么关系吗？结果是他同时患有以上两种心理病症，急性的是掐人病症，慢性的是无法自拔的自慰。很明显，急性的掐人病症是最容易治愈的，而自慰病症可能需要一些全面的治疗过程。

描述这一症状

泰德说，当约会对象谈论他时，他会感觉很舒服，也能耐着性子完成整段对话。但他的问题是，只要约会对象一谈论到除他之外的任何事情，他就会感到厌倦、不耐烦、不专心。通常，这样一次约会之后，他会通过反复地对自己说"说！说！说！"，来重现那些约会话题中心不是自己的场景。

底线是如果他离不开那种基础关系，那么他的另一半能。因为他的另一半会无可避免地谈论到除他之外的其他事情，这是他根本不能或者不会做的事。

心理病症密码

现在，泰德的心理病症可以用心理病症密码来解释了：

1. 他和别人约会的愿望是为了停止谈论别的事物，这是一个间接愿望，因此这种想掐死人的侵入性思想病症吓坏了他，从而加剧了他的紧张感；

2. 不受人重视的感觉剥夺了他的自我满足感，这使得他非常愤怒，但是他自身并没有意识到这一点；

3. 他愤怒的对象是和他约会的人。

现在，泰德的心理病症就容易理解了。

这个心理病症的含义

首先，泰德想掐死他的约会对象并不是字面上他想了结她的性命的意思，即使这种特殊的想法真的让他很恐慌。侵犯性的想掐人的想法只是表明他对约会对象仅仅是生气而已。约会对象不谈论他使得他变得不耐烦（愤怒的同义词），他能意识到自己的不耐烦，但愤怒却不能。上文的"说！说！说！"正是他表达愤怒的一种方式，因为"她不会谈论我"。

因此，泰德的心理病症实际上是他心底最基本的愿望，即使这愿望是通过一种神经质似的方式来满足的。这种方式就是掐死她的想法等同于让她闭嘴。这样做至少可以让她制造出来的噪音（只要谈论别的事物他都视为噪音）消失，那么注意力转移到他身上的机会就会大大增加。这就是掐人心理病症的全部内涵。泰德不会掐死他的约会对象，她也不会被掐死。泰德真正想说的是："聊我吧，蠢人！"如果他真地这样说了，那么他也不会患掐人病症。

如何做——界线之前

对于泰德来说，心理病症密码第四点（如何对待）是继续让他了解一直以来他总想让每一个人的注意力都在他身上，而且也要他记住每当别人不再围着他转时就会很生气。

心理病症密码的前三个要点需要谨记：

1. 愿望是什么；

2. 泰德非常愤怒；

3. 他愤怒的对象是和他约会的人。

为了满足在有作为领域（即界线之前）的这第四个条件，这时泰德就涉及了该干些什么这一问题。就算只是和别人聊一聊他希望所有人只关注他一人的想法，也符合"如何做"的标准，算是一项在界线之前取得的成就。

一旦泰德想明白了这所有的一切，他那想掐死人的想法会消失不见，但无法自拔的自慰行为却依然存在。泰德想知道这是为什么。为什么一直以来他总是"如此的兴奋"？答案是为了满足他想要吹捧自己的需要，使自己看起来更高大、更美好、更强壮、更英俊、更伟大，最终达到具有英雄气概以及慷慨大方的双重境界。他那些自慰时的幻想，那些意淫出来的性故事，全部都是关于力量的想象，但绝不是暴力。这些幻想出来的故事的主线就是女人对他的迫切需要和殷切恳求，还有想一睹他的阴茎（这让他引以为豪，因为"它非常大，真的很大"）。在每次幻想时，对于他来说最了不起的是，当女人求他把阴茎放出来看看，然后他大方地允许女人"去吧"的时候，女人会有一瞬间的失控，但紧接着会感恩地用双手握住，每当女人用这种方式握住他的阴茎时他就会达到高潮。

当我告诉他幻想女人握住他的生殖器实际上等同于他握住约会对象的脖子这一结论时，他倒吸了一口冷气，然后说道："天哪，你说的我都懂了，但是这到底意味着什么呢？"这意味着握住别人脖子这个想掐死人的想法只是为了让她只谈他一人。同时，他尝试着再现女人握住他的生殖器官（阴茎）的情景很可能代表了他希望话题转到自己身上，这样女人只会聊关于他的事，从而他的愤怒就能转化成调情。现实中女人谈论他和幻想中女人强烈地需要他是一样的。当然，他的不顾一切既夸大但又修正了他那些不懈的需求。

7
病态的专注
凝视尸体

某个内科医生需要盯着尸体看，而且他无法克制这种冲动。

发生了什么？

在某医院当内科医生的丹尼斯开始有了喜欢看尸体的习惯。他说那就像是他非常想"盯着那些死尸看"。上完一天班后，他会去医院的病理实验室。在那儿他会看一看那些处于各种解剖阶段的死尸。

丹尼斯说起初这只是个想法。后来他会有强烈的愿望去看那些尸体，就像是去"探望"。最终，他承认他正在做的事情"是非常奇怪的"。

　　他是对的。这个问题是不断重复的脑子里的念头——无法摆脱的困扰——伴随着一种强迫性的活动（他的行为）。就是他会想要去看那些死尸并且付诸于行动。

　　"我感觉好像着了魔一样，就像是一种恶灵缠身，需要驱除妖魔的状态。"他是这样形容的。他还说，无论何时他去探望那些死尸，他的紧张感就会突然消失。他解释说："我喜欢这个实验室的环境，这个环境让我感觉很好。"相比而言，他相信当他有去实验室探望死尸的强烈愿望而没付诸行动的话，他的紧张情绪会加剧，会感觉到焦虑不安，非常失落。

　　他的妻子对丈夫感情的疏远感到很担心。她说丹尼斯经常发呆，现在已经基本不和自己说什么话。当妻子问他究竟在想什么时，他拒绝承认有什么不对劲的。妻子一再坚持，他才承认他知道自己在想什么，全都是关于看实验室的死尸。

　　他告诉妻子他之所以要隐瞒她，是因为这整件事情都非常奇怪，甚至对于他自己来说也是这样。妻子就想这是丈夫在医院工作过度劳累的一个信号。"不是的。"他说道。接着他讲了另外一件事。他告诉妻子，他发现医院主管服务的领导之所以选择了他，是因为另外一个医生拒绝了这个职位。他发现他得到的这些无意义的工作都是因为领导对他的偏见。他发现"他不喜欢我，不尊重我，而且歧视我，所以才分配给我这些不重要的工作"。

因此，结果就是丹尼斯感觉到的不是工作过度劳累，而是工作的职位太低，更重要的是，他感到被低估了。

使用心理病症密码

基于我们的心理病症密码的要点一（愿望）、要点二（愤怒）、要点三（对象），我们对丹尼斯有了如下猜测：

1. 他的愿望被阻碍了；

2. 他对此感到很愤怒；

3. 他并没有意识到，他在对一个特定的人发脾气——对象。

当然，弄清这个对象是谁，在这里尤为重要。尽管丹尼斯的妻子是他最亲近的人，也是主要的怀疑对象，但他知道他对妻子并没有怨气。他真正愤怒但是无法直面或是不能完全清醒认识的对象，是他的部门领导。结果出来了，这个领导就是最好的嫌疑人。

　　丹尼斯越是描述对于这个领导的感觉，越可以肯定这个领导就是使他真正愤怒的那个人（特定对象）。在丹尼斯描述自己对这个领导的反应时，他说这个领导的存在让他感觉到很难堪。他心怀顾虑，很孤僻，感觉很不自然。他觉得这个领导不尊重他，不信任他，甚至根本就不喜欢他。

丹尼斯关于"凝视死尸心理病症"的故事

　　当描述在实验室凝视死尸时的平静心态时，这位内科医生对这种平和的感觉做了一则有趣的短小评论。这是转折点。他是这样评论的：在实验室中的感觉让他想起自己喜欢做的一些事情，比如和妻子在一家漂亮且明亮的餐馆用餐，如果这家餐厅的氛围很好就更完美了。他喜欢那种浪漫的感觉，并将自己的感受描述成生活中的某件小事情，但实际上他觉得这件事并不像他说的那么小。他强烈地感觉到生活中的浪漫，包括很多小细节、小感动。与妻子在温暖宁静并且演奏着轻爵士乐的餐馆用餐，就是生活中浪漫的体现。当被问到这个例子是否能称为生活中的浪漫体验时，他回答道：

"绝对可以，那是非常浪漫的。我喜欢那种好餐馆的环境。它给我非常好的感觉。当我处于那种状态时，我感觉世界上所有的事情都是美好的。我的妻子非常美丽，我爱她，而且我知道她也爱我。餐馆里放着优美的音乐，我们喝着酒，有着说不完的话。我喜欢倾听她的话语，她说她发现我说的话总是那么有趣。回想了一下，他最后说道，'她说我的谈话永远都是那么有趣，她用了永远这个词，我忘不了这些。'"

当然，我马上意识到这是丹尼斯用于形容他在实验室里的良好感觉的精确词语。显然，当他在实验室时，这世界上所有的事情都是美好的，所以他感觉良好，感觉被认可，感觉自己永远是那么风趣，甚至感觉到浪漫。想象一下！当在不同的状态下凝视死尸时，这个男人居然感觉到浪漫！这就是总结的结果。

这也是所有这些事情具有讽刺意味的所在。这里有个喜欢享受拥有一切的感觉的男人，他非常勤奋，完成每一项工作，与他心爱的女人结婚，当他感觉到需要承担生活中的责任的时候，问题都将得到解决。他人生哲学的这一小部分实际上是他生活中浪漫思想的源泉。他认为，只要努力去做，事事都会有好结果。但是现在他在医院所处的职位上，无论他如何尽职尽责，或者想努力做到这一点，但还是不能让上司认为他可以被委以重任。他认为自己有能力胜任，但现实并非如此。这并不是事物发展的自然规律。

对这一症状的描述

丹尼斯详细地描述了他的心理病症。当他感觉在医院被孤立或大材小用时，就会产生这种心理病症。一开始他的心理病症会以一种紧张感加剧的状态出现，换句话说，当感觉不舒服或紧张时，他就知道某些地方不太对劲。只有当这个时候，他的脑子里才会出现去看看死尸的想法。他有点了解自己的这种想法，他说："如果我能看到哪怕只是一具死尸，我的不适感就一定会消失。我只知道这一点。"

接着，当他不能立即听从这个强烈的愿望的召唤时，这个强烈的愿望会涌上心头，疯狂地刺激着他去实验室，去凝视那些死尸；他仅仅只需要等着白天的过去，然后偷溜到实验室去凝视死尸。事实上，他改变的结果就是，他会带着强烈的期盼冲向实验室，一见到死尸，他就开始放松，紧张感也会减轻。他感觉好多了。

这段时期他会花费大量的时间用于与实验室的人讨论尸体解剖，包括解剖技术和那些被解剖尸体的人的死因。接着，他经常很晚才回到家里。这就是妻子起初认为他是工作过度的原因。妻子向他提到这个的时候，他知道这并不是真的。但是他不能告诉妻子他经常晚归的真正原因。

丹尼斯清楚这整件事情很诡异。他也知道他在实验室中得到的平静感，与在他的领导就是绝对法则的部门里工作的感觉截然不同。在那里，他感到紧张和害怕。

心理病症密码

现在将心理病症密码应用到丹尼斯这个故事中的每一环节中：

1. 丹尼斯渴望能成为一名有价值的内科医生的愿望受到了阻碍，这是一个直接的愿望，这个愿望激起了另外一个直接的愿望，就是希望自己的领导死掉。他觉得只有这个人不再是他的领导，他才能受到重用。后面的这个愿望就产生了这个能减轻紧张情绪的心理病症。这是因为他希望那些尸体中的某一具就是他的领导！

2. 他感觉自己是第二个才被考虑到的人，所以他觉得自己没有被重用，这使得他非常愤怒。

3. 愤怒的对象以及抑制愤怒的对象正是他的部门领导，因此他甚至不知道愤怒的存在。

这个心理病症的含义

很清楚的是，丹尼斯对他的领导如此的愤怒，甚至盼望着领导的死亡。最主要的一点就是，促使他继续去查看那些死尸的强烈欲望，是他重复地想要尝试去确认他的领导是否已经成为这些死尸中的一具。他在凝视这些死尸时经常会感觉良好的原因就是，每次他看着一具尸体，就象征着他看到了他领导的尸体。

如何做——界线之前

要点四——如何做，就是让丹尼斯不再因为害怕而避开他的领导。在这里，如何做可以是找他的领导谈谈。值得庆幸的是，这件事情发生了，再次值得庆幸的是，这个领导亲切地给予了回应，他们之间形成了一种新的、有益的关系。

心理病症密码的前三个要点需要谨记：

1. 愿望是什么；

2. 这名内科医生非常愤怒；

3. 他愤怒的对象是他的领导。

这里非常重要的一点，就是这名内科医生能够在迈入界线之前描述他的苦恼。他的症状很快消失得无影无踪。每天的工作开始带给他好的感觉，所以他的工作渐渐地变为他生活中的一种浪漫。最终，他凝视死尸的强烈愿望自己消失于无形中。

8
身体错觉

我全身都是洞

某位老绅士一天早上醒来，觉得自己全身都是洞。

发生了什么？

查理，现年八十岁，一天早上醒来后突然觉得很抑郁。他发现自己内心里非常不想起床。最后当他强迫自己起床时，却感到有点反胃。虽然查理已经八十岁了，但他仍然还在工作，虽然以前他从未无故旷工过，然而现在他觉得自己办不到了。

一下了床他突然感觉自己全身都是洞——那种可以一眼望穿的洞。这让他非常害怕，因为在他脑海里，一个人如果全身都是洞，那么意味着这个人就快死了。他的情人也有这种担心。这个女人现年七十五岁，查理自从五年前前妻去世之后就与其生活在一起。

　　几天后，抑郁的感觉和全身都是洞的心理病症仍在持续，查理还发觉自己阳痿了。此外，虽然他和情人都上了年纪，但实际上性生活依然很和谐，尽管如此，他说自己现在无论怎么样都提不起"性致"了。

　　所有情绪的变化，查理称之为"令人抑郁的忧伤"，包括全身都是洞的错觉、阳痿的身体症状以及常犯恶心的胃，最后发展成了全方位的抑郁。当被人问及身上的洞时，他答道："这些洞你一眼就能望穿，我全身都是。"

使用心理病症密码

基于我们心理病症密码的要点一（愿望）、要点二（愤怒）、要点三（对象），我们对查理进行了如下猜测：

1. 他有一些被阻碍的愿望；

2. 他对此感到很愤怒；

3. 他并没有意识到，他在对一个特定的人发脾气——对象。

查理有两个儿子，五十岁的大儿子是一位非常成功的律师，四十三岁的小儿子则仍在演艺圈苦苦挣扎。所以在一次和小儿子的谈话之后，他认为小儿子需要一笔钱，为此他给大儿子打了一个电话。这位父亲让成功的律师儿子借钱给弟弟，然后这笔钱由他来还。当时大儿子正在开会，虽然他接了父亲的电话，但却并没有把这个来电放在心上，还突然掐断了通话。

紧接着第二天，这位年迈的绅士一觉醒来就觉得很抑郁，而且感觉自己全身都是洞。

查理关于"全身都是洞心理病症"的
故事以及他的抑郁

　　这里真正的问题在于查理全身都是洞的心理病症和突发性的抑郁。然而，这位八十岁老人的生活中还有许多我们没看到的问题。他说以前从未想过要将这些事说给别人听，但是现在他将一切全盘托出。在他的一生中，不时会有女人说他很迷人，让人倾倒。有时他也会沉溺于婚外情，尤其是在妻子去世之前生病的那些日子里。尽管他对妻子各方面都照顾得无微不至，然而他却控制不了自己的欲望，因此也抵制不了性的诱惑。

　　但那些毕竟只是偶然发生的事。真正的故事和一个女人有关，这个女人在查理工作了四十年的那家缝纫针贸易行业公司做秘书，一做就是将近二十年。这个女人比他大八岁，在两人一起工作的那段时间里，查理非常迷恋她。查理向我解释说他喜欢这个女人，但是这个女人已经结婚了，而且从没想过要红杏出墙。因此，他就与这个女人从朋友开始做起，实际上他们最后也成为了非常要好的朋友。查理说这女人知道他喜欢她，但是却故意忽视这一点，也从不做那些让人觉得暧昧的行为。

妻子去世之后，查理遇到了后来一起生活了五年的情人。他喜欢这个女人，而且查理再一次谈到他们在性方面很和谐，也是彼此的好伴侣。然而，他依旧对那位女同事心怀渴望。过去的一年里，那位将近九十岁高龄的女同事生病了，卧床不起。虽然她的丈夫几年前去世了，但她依然不同意与我们这位老绅士有任何朋友以外的关系。然而，由于生病的缘故再加上没有孩子，她真的很孤单。这时，查理终于有机会可以为她做点事情了，不仅是因为他可以和她多一些亲密接触，而且他也真的想帮助她。因此他每天上街买菜，为她做饭，然后就一直坐在她床头直到回家。根据他的说法，他的情人根本不知道他生活中的这一变化。他每晚七点半准时到家，刚好能赶上晚饭。

因此，从周一至周五，查理每天会花一小时坐在他爱慕的那位女同事床前。周末时，他会偷偷花一小时做同样的事——为她买菜做饭然后坐在她床前。然而，令他心碎的是，只要他提出想要拥抱或亲吻她,她无一例外地都会拒绝。所以他能做的事就是陪她待着,聊聊天而已。但是根据和其他女人相处的经历,他真的不明白她为什么会拒绝自己。

他的自豪、职业道德以及工作中受到的礼遇、儿子们带来的快乐、与情人彼此相爱的事实,所有这一系列好的事情都被爱慕的那位女同事拒绝后带来的失望抵消了。

但是紧接着发生了一些事情,这些事情让他非常抑郁,进而主宰了整个精神/情感心理病症,不仅仅是阳痿,还有他的抑郁以及全身都是洞的感觉。在这段时间里,查理甚至无法去看望那位女同事,即使是鼓足勇气作为邻居去顺道拜访都做不到。

引起查理一系列心理病症的"那些事情"似乎与打给大儿子的那个电话及其产生的作用有直接联系。

描述这一症状

查理的抑郁打乱了他的作息规律,每天寝食难安,睡觉不再安稳而且半夜醒来后总感觉不舒服。慢慢地,他对周围一切事物开始失去兴趣，也开始沉溺于想身上的洞，还会不停重复"洞"这个字。有时他会低头看看自己的肚子，再抬头看看自己的情人，然后来一句："洞。"他的情人说他再也没提到过大儿子，反倒想的更多的是小儿子。

心理病症密码

我们可以按以下方式来应用心理病症密码：

1. 查理想帮助小儿子的愿望被阻碍了，而且他不能面对给大儿子打电话时受到的羞辱。他无法面对儿子们，因此他的愿望是一个间接愿望。这个愿望就是逃避他的两个儿子。由于愿望的逃避性本质，因此心理病症加剧了他的紧张情绪；

2. 大儿子的忽视让他觉得羞辱，而这种羞辱恰好隐藏了他对大儿子的愤怒。因此，他只意识到了羞辱而没有意识到愤怒。他将愤怒抑制住了；

3. 带来抑郁的罪魁祸首当然就是那位成功的律师儿子，明显的他就是那个特定对象。

这个心理病症的含义

显然，查理被抑制的愤怒指向的原始对象正是他的大儿子。除了让他感到愤怒之外，由于大儿子的忽视而带来的羞辱与他暗恋的那个女人的拒绝也联合起来了。这些夹杂在一起的事让他觉得自卑、不合格、渺小、没有价值、被排斥而且不再完整。

所以，解开全身是洞的心理病症的钥匙开始显现了。

关键点在于全身是洞的心理病症是初始愿望的乔装。那么他的初始愿望是什么呢？很明显，他的初始愿望是希望大儿子能借钱给他，让他可以去支援有困难的小儿子，然后他再来归还这笔钱。像这样，对愿望有了成功的认识会使得这位老绅士感觉好过些，而不是感觉抑郁或者难过，也会让他感到他是合格的，而不是不够格或者无能为力的，还会让他觉得"圆满"而不是总在关注那些"洞"。

是的，我们可以用一个文字游戏来解释一下发生的事情。查理成功地帮助了小儿子，这就是所谓的"圆满"（whole），即完整。但是大儿子却让他感到"不圆满"（unwhole），因此他开始觉得身上有"洞"（hole）。"洞"（hole）替代了"圆满"（whole），这代表了不完整或者抑郁的心理病症，在这里或者说起初，这整个问题就是他一直想要变得合格或"圆满"。

由于在大儿子那里遭遇的让他为之羞辱的倒霉事，他开始感到不合格或身上有很多洞，从而紧张起来。那些洞意味着不合格。因此，他的愿望转变成避免见到儿子们。

所以，他感到抑郁、无能为力或不合格，还有看到身上的那些洞，都与他被抑制的对特定对象（大儿子）的愤怒有关。大儿子带来的羞辱的一个直接后果就是创造了一种局面，让这位老绅士不能直视自己的愤怒并且抑制了它，导致了全身是洞的身体错觉，这是一种不完整的象征。

如何做——界线之前

最后，心理病症密码要点四——如何做，或者说是界线之前的行为——涉及到要求召开一个父子之间的联合会议。会议如期召开，大儿子道了歉，解释说当时正在开会，不能讲话，而且也没意识到自己如此突然地掐断了电话。查理接受了这个解释，愤怒也很快就消散了。

心理病症密码的前三个要点需要谨记：

1. 愿望是什么；

2. 查理非常愤怒；

3. 他愤怒的对象是他的大儿子。

这个家庭恢复了往日的平静。查理很开心地得到了大儿子的借款，而且他的所有病症很快就消失了，包括抑郁、阳痿、反胃、睡眠紊乱和食欲不振在内。他真的感到舒服多了，不仅仅是因为和儿子良好的关系得以修复，更是因为他得到圆满的初始愿望实现了。这就意味着他恢复了自信而且他的生活也将继续下去：上班、和情人共同享受生活、和儿子们聊天还有继续照顾那位女性朋友，这个女人从不按照查理想要的方式妥协，不论是在年轻已婚时，还是在成为寡妇生病时。尽管他对这个女人的渴望没有得到满足，但是这位强壮、自信的八十岁老绅士还是一如既往。

从此他不再感到身上有任何洞了。

9

沉迷

关于死的思考

某位中年妇女沉溺于思考死亡，她开始问别人一个同样的问题："你想过死吗？"

发生了什么？

这位六旬妇女名叫卡萝，她有很长的病史，经常会感觉疼痛而且为此提心吊胆，但是这么多年来每次诊断的结果都是癔病性和疑病性的（总是担心自己得了某种病）。尽管她总在抱怨，但是医生开出的检查单通常都显示她很健康。

卡萝的丈夫比她大二十岁，而且几年前就去世了。丈夫去世后，她的癔病性反应和对担心患上各种疾病的抱怨也加剧了。唯一能缓和她这一焦虑情绪的是上班时表现出来的良好状态。

卡萝的丈夫和生意伙伴共同拥有一家心理诊所。丈夫去世之后，卡萝就接管了丈夫的股份，成为了合伙人，负责诊所的行政工作，而另一合伙人则负责指导实际的诊疗工作。

在诊所上班的时候，卡萝很开心，从不会抱怨任何事。工作让她感觉拥有了一种巨大的幸福和力量。由于来看病的客户数量急剧下降，卡萝和合伙人都同意关闭诊所，从那时起她开始沉溺于对死亡的思考之中。

卡萝有两个女儿，这两个女儿十分关心她而且很纵容她对生病的忧虑。她外出时都是两个女儿负责开车接送，在她们的照顾下，卡萝变得被动、依赖他人，甚至有点幼稚。

使用心理病症密码

基于我们心理病症密码的要点一（愿望）、要点二（愤怒）、要点三（对象），我们对卡萝进行了如下猜测：

1. 卡萝的愿望被阻碍了；

2. 她对此感到很愤怒；

3. 她不知道自己在对一个特定的人发脾气——特定对象。

首先，诊所倒闭让卡萝感到失望和抑郁，实际上，她根本不明白为什么她的事业会失败。她说抑郁的感觉常常伴随着一些恐惧的模糊感受，她觉得某些地方出问题了。然后有一次，她意外地遇见一个以前心理诊所的病人，那个病人说自己现在已经在那个前合伙人手上治疗了好几年了，但是他在那人自己的私人诊所就诊的，这个私人诊所早在他们结束合作关系之前就已经存在了。

从那时起，卡萝开展了调查，发现那个前合伙人将病人偷偷转到自己的私人诊所，自从丈夫去世后，这种盗窃病人的行为就没间断过。然而，揭开这个诡计后，卡萝没有大发雷霆，而是开始感到害怕，也正是从那时起她开始沉溺于思考死亡。

卡萝关于"沉溺于思考死亡心理病症"的故事

住在楼下的邻居开始抱怨卡萝弄得她家浸水了，从卡萝家流下的水损坏了她家浴室的天花板，石膏块也在慢慢剥落。在第三次出现这种事后，这位邻居打电话叫来卡萝的一个女儿，对她说了情况。邻居说每次天花板被毁了，她都得等到天花板干了之后才能叫油漆匠来修补并重新刷一遍。虽然卡萝会为这些修补工作买单，但是由于这个问题总在发生，显然肯定是有地方出了问题。邻居想起一件事，她觉得卡萝经常洗澡，因为她一天会听到两三次水流声，这时她就预料到浴室的天花板随时有可能再一次浸水。

面对邻居的指责，这位沉溺于思考死亡、患有忧虑症的女
士坦诚承认，自己之所以经常洗澡，是因为坐在注满热水的浴
缸里让她感觉相当舒服。她说泡热水浴是一种放松，而且这给
她一种安全感，让她感觉不只是温暖，而是非常温暖。她知道
想要一直感到这么温暖是很反常的，而且明显加剧了想要丈夫
回到自己身边的想法，热水浴实际上让她感到被保护了起来。
除此以外，虽然泡澡会让她感到舒适，但也有不好的地方，因
为泡得时间久了，一踏出浴缸，她就会发现自己的皮肤变得皱
皱巴巴的，所以她讨厌这一点。

　　不用说，她肯定往浴缸里注太多水了，都溢出来了。一般
情况下，多余的水会通过地漏流出去，但是不知是什么原因地
漏不能正常排水了。因此，溢出的水毁坏了楼下邻居浴室的天
花板。这个解释说明了一切，问题也得到了解决。但是她仍旧
持续泡了很长一段时间的热水浴。

　　她还说到，出门在外时她会感觉很遥远很冷。这种感觉让
她变得脆弱以及暴露无遗，她讨厌这种感觉，这就给了她一个
理由——想要一直感觉温暖。当然，这种感到冷和遥远的感觉，
和她沉溺于问别人那个重复性的问题"你也想过死吗"有关。

描述这一症状

"你也想过死吗?"这是她一遇到人就会问的问题。她不能停止对人生的思考,而且一天中她会数次想到她的死。除此之外,她还会谈到丈夫的死,也会担心女儿们的死。在这些对死亡的恐惧中,她唯一从未想过的一个人就是她的前合伙人,这似乎很可疑,也很引人注目。

心理病症密码

现在将心理病症密码应用到卡萝这个故事中的每一环节中:

1. 她的愿望被阻碍了,因为想要通过工作来增强信心被替换成失去信心的紧张和像个失败者。她的愿望是间接的,因为她害怕面对那个合伙人。她对那个人感到很愤怒,但由于她的害怕，实际上她想避免见到那个人。因此，她逃避或间接的愿望产生了一个心理病症（沉溺于思考死亡），这加剧了她的紧张情绪；

2. 显然，她对此非常愤怒，但是一开始她拒绝直视应该受到指责的任何特定对象，因此她将愤怒抑制了；

3. 这个特定对象正是那位前合伙人，她也知道这人就是罪魁祸首，但是她不承认这一点。这个人应当为诊所的倒闭负责任。

这个心理病症的含义

卡萝沉溺于思考死亡实际上是从丈夫去世之后开始的。在这个意义上来说，她的丈夫才是初始的特定对象。这是因为，尽管她爱着自己的丈夫，但是她也十分依赖他，因此他去世后，卡萝深深地觉得自己被遗弃了，当然，她对这种遗弃行为很愤怒。关键在于，这种被遗弃的感觉通常会使人对离去的人产生愤怒，甚至即使这个离去的人是自己曾经爱过的也不例外。

在这个案例里也是如此。丈夫去世时，卡萝脑海里开始闪现对死亡的恐惧。从精神学角度来讲，对丈夫离开她这件事，她真的很愤怒，因此对死亡的恐惧也意味着，埋藏在这种不可自拔的死亡恐惧心理病症之下的，甚至是她希望丈夫死掉的愿望。是的，这位依赖他人的女人对于自己被遗弃是如此生气，以致于她自己都想要去死。她的愤怒涵盖了每一个人，包括她自己。然而，本质上，她的沉迷或者对死亡的恐惧掩盖了她对初始特定对象（离她而去的丈夫）的愤怒。死或不死，爱或不爱，他离开了她！

但是，这是过去的事了。现在，也就是眼下，合伙人的欺骗让她接受不了，让她连思考的力气都失去了。她对这种盗窃行为的反应不是直接对合伙人发火，而是感到很焦虑、绝望甚至感到十分无助、自信心全无。当然，对合伙人显而易见的愤怒消失了，实际上是一个确定的标志，标志着卡萝抑制了自己对那人的狂怒。

在这一点上，她沉溺于思考死亡几乎变成了病态性的恐惧，也就是说她对于死亡极端恐惧。当然，她深埋于心的愿望（她没有意识到它的存在）是希望前合伙人死掉。但是由于她如此不顾一切地想要逃避失败的痛苦，因此她不想直视对合伙人（特定对象）的愤怒。

　　谈到对于死亡的沉迷和她对每一个认识的人提问"你也想过死吗"，她的咒语实际上是希望合伙人死掉，甚至是自己也死掉。她处于巨大的绝望之中，不想面对自己的真实感受（愤怒），因此，在情感上，这种想法或对自己死亡的恐惧更容易掌控些。

如何做——界线之前

　　最后，心理病症密码要点四是如何做。如何做是在界线之前的行为，在这个案例里，就是鼓励卡萝参与一次关于她目前现状的谈话，主要是为了回顾她对前合伙人的感受。这次谈话顺利完成，不久她就开始说她很"失落"，而且对生意中发生的事"十分不满"。当然，这些"失落"、"不满"的措辞正是愤怒的关键词。

当她开始口头上表达失落和不满时，每个人都注意到她那句"你也想过死吗"的咒语出现的频率越来越低了。之后，她的愤怒不再那么让她觉得讨厌了，而且她表达愤怒也越来越直接了，也逐渐开始主动谈论合伙人的盗窃行为了。

有一天，卡萝独立做了一件事，一点也不像她的行为方式，那就是她给律师打电话了。这是她第一件在界线之前有作为的行为。她想看看能不能做点什么事，让合伙人为盗窃行为受到处罚。

心理病症密码的前三个要点需要谨记：

1. 愿望是什么；

2. 卡萝非常愤怒；

3. 她愤怒的对象是前合伙人。

自从她开始更加清楚地意识到对前合伙人愤怒的程度后，她给律师打了个电话，并向律师大概说了下自己的问题，从那时起，她才从对死亡的沉迷中真正解脱出来。她说："这就像心里的那块石头终于落下去了一样。"

她也不再像以前那样经常泡澡了。她并不是将这些完全抛弃了，而是她的需求降低了。当然，这意味着她对于热水浴提供的舒适的需求降低了。

除此以外，她觉得"心理的石头落下去了"表明她不再迫切需要问别人"你也想过死吗"。

对死亡的沉迷就这样被给以致命打击而处理掉了。

第三章

心理病症的含义究竟是什么？

10
心理病症是为了满足初始愿望的一种
精神方式

愿望与心理病症存在联系

精神分析学之父西格蒙德·弗洛伊德一生提出过许多宏大的理论。其中有一些论题很奇妙，反映了人的心灵以及精神情感生活的核心真理。然而，除了这些著名发现，他提出的另外一些理论却被别人证实不是那么有用，甚至有的还存在谬误。尽管如此，他那些关于人的心理如何发生作用（尤其是在无意识的情况下）的理论，可以说是非常精妙绝伦、新颖独特以及高度实用的。

他最了不起的成就之一是发现了情感或精神病症是如何运作的。关于这些病症，他所做的主要工作集中在对它们的产生原因以及含义这两方面的研究上。

　　弗洛伊德研究心理病症的第一个发现，就是心理病症以及患病者的欲望这两者存在着某种联系。这也就是说，弗洛伊德发现，人的初始愿望（想得到的东西）和心理病症的特征有直接联系。

　　接着，弗洛伊德对初始愿望和心理病症的实质进行了更为具体的研究。他得出一条结论：不仅人的初始愿望和心理病症间存在联系，实际上愿望即心理病症，心理病症即愿望。弗洛伊德说，如果愿望没有实现，那么心理病症就产生了。他也发现，如果一个人患了心理病症，这种心理病症其实就是愿望本身，只不过是以一种隐蔽的形式存在。因此，任何的心理病症都是人的愿望以一种隐蔽或者神经性的形式转化而成的。

为什么愿望和心理病症存在联系？

但问题是为什么会这样呢？为什么愿望和心理病症无一例外地存在联系？当然，弗洛伊德也想知道原因究竟是什么。为什么愿望会转化成心理病症？

弗洛伊德的答案令人震惊，这真是一项伟大的见解及发现。弗洛伊德阐述道，在人的内心或者心灵里没有任何愿望会被拒绝。这就是关键点——没有任何愿望会被拒绝。当然，弗洛伊德也明白，在实际生活中，人们不可能每次都心想事成。所以，就算现实中愿望受到了阻碍，人的内心依旧不会允许这种失望的情绪占上风。

因此，人的心理是这样发展的：即使面对着愿望被阻碍了，心理病症的出现仍然代表着完全实现了的愿望，但是是以一种隐蔽的形式存在的。对，心理病症就是完全实现了的愿望，虽然乍一看去肯定不太像。

但这是如何产生的呢？是什么将愿望和心理病症联系在一

起呢？对于这个问题弗洛伊德没有给出真正的答案。虽然他知道愿望和心理病症之间存在联系，但他并不清楚这两者之间的作用机制——如何将它们绑在一起并使得整个作用过程不可动摇。这一不可动摇的过程、愿望和心理病症之间确定无疑的联系和人类内心生活运作的核心法则，其要义均在于心理病症总是愿望的象征。

还是那个问题：到底是什么东西将愿望和心理病症联系起来的？对于每一个人来说，更具体点，对于地球上的每一个人来说，是什么作用机制如此神秘又如此强大？

愿望是如何转化成心理病症的？

某些虚构小说可以用来阐述如何通过心理病症使得愿望最终得以实现。如下例所示：

一个人有一个实现不了的愿望。他因为得不到想要的东西而感到十分失望。和平常的案例一样，他的内心就会对阻挠了他实现愿望的人产生愤怒。愤怒往往会造成无助、不自信或失望，是因为在这种缺乏力量的情况下，愤怒通常被认为是重获力量的唯一方式。但是，愤怒通常也不能直接表明对象——那个阻碍了愿望的实现并带来失望的人。从这个意义上讲，愤怒只有一个去向，那就是往内发展，即人的心灵或无意识心理。

这里还有一个虚构的小故事，是关于愤怒和被阻碍的愿望的：

愤怒对愿望说："我要钻进潜意识里去，这样我就意识不到自己对那些不能如我所愿的人生气。为了不让那些人知道我在生气，我有自己的道理。所以我真的必须向那些人隐藏我的怒气，甚至连我自身的愤怒也要一并掩盖。"

愿望答道："我也想去，那样我就能得到任何我想要的了。"

愤怒就提议道："跳上来吧！"

愿望立马跳到愤怒的背上，它们一路向下，走到潜意识的深层，甚至比无意识还深，恰好到达了人心灵的正中间。

然后，在深层次的无意识里，愤怒和愿望就像给人的无意识火炉里添了一把柴。当火炉中的愿望变成烟囱里冉冉升起的烟时，愤怒仍旧不停地往里添柴。烟囱的底部位于人内心无意识火炉的最深层。随着烟（愿望的变形）从灵魂烟囱里上升，它会经历潜意识阶段、意识阶段以至最后从烟囱里涌到人的完全意识生活中。但是，现在像烟一样的愿望是以一种心理病症的表现形式存在的，而不是以一开始骑着愤怒的初始愿望的形式存在。

更进一步的是，只要对特定对象的愤怒依旧停留在人的意识之外，也就是停留在最深层的无意识里，那么心理病症也依旧保持不变。换个说法，还是回到那个小故事里，提出这么一个建议，如果愤怒一直往火炉里添柴（保持无意识形态），这样愿望甚至可能永远都以心理病症的形式存在。

只有当对特定对象的愤怒变成意识形态，心理病症才会消失。换言之，当对特定对象的愤怒跳出无意识形态进入意识形态中时，人就会意识到这种愤怒与其对应的直指对象，只有这样，愿望的烟才会消散。没有无意识里的愤怒，也就没有心理病症。

如果一个人知道自己很愤怒，但还是不能面对那个愤怒的对象，那么这个人就不会患上心理病症。然而，实际上，如果仍有极少量后遗症的话，那也只是无力且不起作用的残留，短期内就会全部被清除。如果人能站在界线之前（有作为区域）并参与一些与初始困难（被阻碍的愿望）有关的、和愤怒对象共同完成的活动，心理病症的消除将会完成得更加彻底。

因此，当愤怒变得有意识了，尤其是意识到这种愤怒有意指对象，那么心理病症极有可能会瓦解。在这种情况下，灵魂的火炉就会熄灭。没有火炉就没有了烟，相当于没有了压抑的愤怒，也就没有心理病症。

现在，这个关于愿望和心理病症之间联系的故事也给了我们一个机会，来对压抑且有意识的愤怒和心理病症的出现进行规律或真相的核心的总结。

所以，愿望和心理病症之间缺失的部分就是一个人控制愤怒的方式。一个人能意识到以下几点吗？（1）他处于愤怒之中；（2）愤怒有一个特定的对象；（3）有特定对象的愤怒是否被压抑或者隐藏在无意识形态之中。如果有特定对象的愤怒是有意识的，那么这个人不存在心理病症。如果有特定对象的愤怒被压抑或者处于意识之外，那么答对了，这个人患有心理病症。

愤怒和心理病症之间的规律

规律 1

如果有心理病症，不仅会有压抑的愤怒和压抑的愿望，而且是一定会有。

规律 2

如果有压抑的愤怒和压抑的愿望，不仅会有心理病症，而且是一定会有。

规律 3

如果没有心理病症，不仅会没有压抑的愤怒，也没有压抑的愿望，而且是肯定没有。

规律 4

如果没有压抑的愤怒和压抑的愿望，不仅会没有心理病症，而且是一定没有。

11

不易治愈的心理病症

那些和治疗相抵触的心理病症以及为什么会抵触

在第二章里，我列举了一系列仅用心理病症密码就能治愈的案例。也就是说，我们可以在不使用任何药物的情况下，轻松地理解、解决以及治愈这些心理病症。

这一章的内容将介绍几个不符合心理病症密码四要点的例子。这些心理病症如此顽固，只有进行大量的精神疗法，才能对这些病症的力量有所影响。虽然也有特例存在，但是这类案例中的绝大多数对谈话式的精神疗法几乎免疫。对于这种类型的案例，只有对病人的问题、情绪以及诊断结果进行特别有针对性的药物治疗，才能抵消或消除心理病症。

相比之下，第二章的五个案例（床底下的瓶子、想掐人的

侵入性思想、恋尸癖、全身是洞的身体错觉、对死亡无法摆脱
的思想）更容易医治。这五个心理病症通过谈话式的精神疗法，
应用心理病症密码四要点就可以治愈。

　　因此，心理病症真正意义上只有两种分类：（1）只用心理
病症密码就可以治愈的，我们称之为易治愈的心理病症；（2）
只用心理病症密码治愈不了的，则被称为不易治愈的心理病症。

问题变成了：

　　心理病症为何会变得不易治愈？此外，又是什么使得一些
其他病症通过谈话，利用心理病症密码就能轻易治愈呢？

心理病症的什么特性决定了治愈的难易度？

　　首先，当我们说一种心理病症容易治愈时，实际上是指它
能被谈话式疗法轻易化解。我们会发现，这种心理病症会驻扎
在人内心关于愿望的那块领域里（即内心用于存贮愿望的地

方)。那么通过使用心理病症密码四要点，谈话疗法就能轻松治愈心理病症。

然而，如果由于后文所列的几点特定原因，心理病症在人内心的位置发生了偏移，不再属于愿望的范畴，那么心理病症的本质相应地也会偏移。通常，在发生了如此偏移的情况下，我们可以设想，心理病症已经从人内心关于愿望的领域移向了性格特征的范围。

这样心理病症就被填补进人的性格范畴，不再仅仅只是心理病症了。现在，在人的性格特征的范围之内，它或许应该被称为病态特征。对，它仍然是心理病症，但是现在在性格特征的领域里，它也具有了这一领域的特性。作为一种病态特征，和其他任何性格特征一样，它被深深地嵌入进人的个性里。

因此，心理病症不再只是，甚至不再是回应愿望的独特方式了。

与存在于愿望范畴的心理病症相比，在性格特征的领域里的心理病症是不同的。

当心理病症从人内心关于愿望的领域移向性格特征的范围，心理病症密码四要点治愈法就不起作用了。这种治愈法只对仅存在于愿望范畴的心理病症有用。

当心理病症转移到性格特征的范围之内，那么对于愤怒对象的记忆就与被抑制或压抑的愤怒相分离了。

一旦愤怒对象和愤怒脱钩，那么心理病症就不再简单地只是愿望的替代品了。

现在，作为一种性格特征，心理病症变成人的一种性格符号，就像其他任何性格特征一样用来区分或描述一个人。如果严格来说，在易治愈的心理病症范围内心理病症代表着愿望，那么心理病症从性格中脱离了，比其他性格更加引人注目。作为一种病态特征，心理病症不只是独立于性格之外的独特事物，它如此突出，以至于将原本的性格全部掩盖并取代了其地位。

为什么心理病症会从愿望的领域移向
性格特征的范围?

当一个人太过愤怒，即正处在暴怒之中时，他的内心或许想要将这种怒气从愿望的领域中驱逐出去，因为一些人会担心，如此强烈的愤怒会威胁到他自己内心想法的存在。因而心理病症向性格特征范围的转移是基于人内心想要保护自我的一种生存运转形式。

所以，如果愤怒变得强烈并被抑制了，那么人的内心生活将受到如此强烈的怒气的威胁，尤其是那些一开始就比较脆弱的人。下面列出了愤怒对内心生活造成的危险。

内心驱逐某特定种类愤怒的四个原因:

1. 愤怒这种情感（对精神的辐射或覆盖范围）的大小（magnitude）超出了内心能掌控的范围;

2. 在灾难性的打击下，愤怒的强烈程度（intensity）或许是太过集中的内心强烈程度;

3. 愤怒或许太过深入（penetrated），以至于内心不能保持平静；

4. 这种愤怒持续的时间（duration）或许只是太长了。

在这些情况下，心理病症会被从愿望的领域中驱逐出去并开始向性格特征的范围转移。当愤怒本质的大小（magnitude）、强烈程度（intensity）、深入程度（penetration）、持续时间（duration）远远超出了任何愤怒的均值，那么以上情况都会发生，尤其是对于那些很容易受到情感伤害的人。

在紧接下来的第四章，将会介绍一些很不容易治愈或者严重抗治疗性的心理病症案例。这些案例都包括：强迫性囤积癖，厌食症，广场恐惧症（害怕开阔的环境），自我入罪妄想症（为没有犯过的错责备自己），人格分裂症。在以上案例中，心理病症密码对病症的治愈起作用的唯一途径就是作为药物治疗规则的辅助手段。

第四章

需要药物才能治愈的心理病症

12

强迫性囤积癖

紊乱

一个人的家从里到外堆满了各种工具、旧家具和木头。

问题

现年 55 岁的尼古拉斯和妻子女儿住在乡下一套小两居室里。他在工作的地方受了伤，现在已经退休在家。他曾是一位专业级的工匠，几乎能制造出任何东西。但问题来了，他从没完整做完任何一件东西，因此家里到处都是半途而废的桌椅、柜子和其他各种未完工程的原材料。

另外，他喜欢收藏和囤积东西。他会收集木板、零散的木材、工具和坏掉的家具。当这些材料开始占满房子的全部空间时，他妻子就会将那些她认为没什么用的破烂都扔掉。当然，只要妻子一做这件事，他就会暴怒。他对此的回应就是加倍努力收集并很快地将失去的"宝藏"补充上。

最终，妻子扔东西的速度跟不上他捡东西的速度，很快家里没有一处地方是空着的。妻子和女儿都阻止不了，整个房子开始全部都被填满。紧接着，如果不收拾出一条过道的话，在房子里走动都很困难了。

因此，他女儿没有办法邀请朋友到家里玩。最后，当他拒绝了寻求帮助时，妻子和女儿终于都离开了他。她们决定离开的时候，他已经收集完了第二层材料并将它们都堆在第一层的上面。这些杂物的堆放简直是世界级的，桌子放在坏家具上，椅子放在桌子上……一直到挨着天花板。

这个例子是对精神病的真实写照，众所周知，精神病是一种心理故障，或简单点说就是精神发狂。用心理病症的语言来说，它是热衷于收藏、最终为了满足囤积目的的一种加速强迫性需求。

过往病史

"这种感觉很好。"尼古拉斯解释道。他的意思是,他还只是个小孩时,收藏东西就会让他感觉很开心。他说从很年轻的时候开始,他做东西都是半途而废,经常被父母和老师叫做拖拉的家伙。他还讲述,从一记事起,当他找到可以收集的东西时紧张情绪就能得到缓解。由此看来,他的强迫性收藏癖终身伴随着他,或换个众所周知的说法,那就是慢性病。

在这个意义上来看尼古拉斯的慢性病,从很早的时候开始,他的收藏癖已经变成一种人格倾向,或者说已经影响他的性格特征了。因此,心理病症变得为人所熟识,像一个性格特征,而不再像一般心理病症似的只是他性格的一个独特方面了。他童年的早期照片展示了他的房间也是这种稳定但又一团糟的状态,房间里到处摆满了杂物,貌似他的父母对此也束手无策。

他父母有三个孩子，他上面还有两个姐姐，而且二姐比他大十二岁。他声称，从一出生起他就处于父母的监督之下，但很明显，这让父母十分劳累。他的姐姐们一直都忙于自己的社交生活，因此他从小时候起就对她们没有什么印象。在他的记忆中，母亲是一位控制欲很强的人，所有事必须按照她自己的方式去办。但总的来说，他对父亲的记忆却很模糊。

因为几乎从没有完成过任何作业，彼时还是青年的他最终只能从高中辍学。他仍记得，在整个成长的岁月中，他几乎总处在焦虑之中，不是担心这个就是操心那个，而且他也承认，和别的同龄人相比，他总是感到低人一等。

将他后来严重的强迫性囤积癖和他一直沉迷于对此事的思考联系在一起的，是他高中辍学之前做的一些事。这些事很好地揭露了他的性格以及问题的含义。他说他经常很想学知识，但是由于他从来不完成作业，因此他觉得自己根本没学到什么。这字面上就表明了他感觉自己在高中什么也没学到。什么东西都没学到！然而他想学点东西，而且实际上也很期盼能自己做作业。但是他绝望了，由于他不能控制自己，所以一切关于他的事总是被弄得七零八落，更重要的是，他整个人都被"零零散散"化了。显然，他患有某些方面的注意力缺乏症，这和他不能掌控自己和特有的分散性特征相吻合。虽然他想告诉父母但是却不知道怎么说，因为他不知道从哪儿开始，也不知道怎么去解释这件事。他觉得，即使告诉了父母也没多大作用，而且实际上父母太忙，也没空去帮他做此类分析。因此，他一直对这些事情感到无所适从，而且为了知道该做些什么，即使偶尔会做，他也无法将家庭作业完整地写到纸上。

那么，尼古拉斯都做了些什么呢？他开始从化学实验课上偷偷往家带东西。显然，他真的想要感受这些事物是如何发生作用的，比如不同物质混合之后是如何变成新物质的。但问题是他在化学课上没学到东西，因此他失败了。然而，他还在接着偷化学药品、试管还有试管架，将它们偷偷带回自己的房间里。母亲在家时他把这些东西藏得好好的，母亲不在家时他才会拿出来。有一次，他将一支试管填满各种化学物质并将它放在厨房的炉子上烤，实际上，他这么做的本意是证明自己很在行。在这第一次试验中，那些化学物质喷涌而出，四下飞溅，还打到了墙上。这一结果结束了他短暂的化学生涯，也遏制了他的不懂装懂。

知识基础极端贫乏的尼古拉斯梦想着能成为一名科学家，这一整出戏剧性的事情是他为了这个梦想创造的一个跳板，至少在一两个瞬间，他感到自己是学识渊博的。当然，这并不管用，试管、试管架还有他房里的其他破烂依然被保留在他的收藏中。他没有扔掉当中的任何一样东西，而且囤积的原材料也越来越多了。

它代表的全部含义

　　我们了解到，尼古拉斯用收藏、囤积东西来应付他的紧张和焦虑。他说，实际上，囤的东西越多他感到越踏实。我们可以这样猜想，由于他觉得在家里如此不受重视，因此同样，他将这种感受反映在自己所做的一切全都半途而废上。他指出，当他是个孩子的时候，似乎家人都几乎没有和他说过话。他对关于产生心理病症全部原因的答案是："我认为是自己一直想要修正某些事情。"

　　关于尼古拉斯这一收藏囤积癖代表的全部含义，潜伏在这些行为之下的原因，或许是他一直想要改善他的状况、改善他家人的态度。从根本上说，或许正是由于没有得到关心，他才想要改善自我，觉得有必要将事情掌握在自己手中。因此，可以这样假设，他对于自己被孤立的状态十分愤怒，而且他觉得别人都靠不住。

想要改善自己的愿望激励了他收藏囤积工具和木材，这一纯粹的行为对他来说十分重要，因为它象征性地代表了，在未来的某段时间，一切都会得到改善和修正。在这种幻想一切都已经或者即将改善的情况下，他不用再如此愤怒。之所以收藏囤积癖可以让他感觉好过点（缓解了紧张情绪），正是因为它意味着这是对家庭破碎状况的一种修复，从而中和了他那被压抑或抑制的愤怒情绪。所以，他就没有必要做完所有事情，因为他已经从收藏囤积中获得了满足，也就是说，从一开始，他的心理预期就是绝不真正做完任何一件事，在一定程度上，全部事情都只是象征性地开个头而已。例如，真正要修理东西或制造一件家具，只需将注意力放在家具这一客观事物上。然而，他并不是一个关注现实的人，因为制造家具的原材料只是为了精神和情感上的愿望服务，而根本不是为了真的要做一张椅子或桌子。

是的，尼古拉斯心里有比做椅子更伟大的计划。他把收藏和囤积视为一种可以反复安慰自己已将家庭关系和自身修复完整的方式。因此，当他将收藏囤积癖付诸实践时，想要一切得以改善的直接愿望使得他感到稍稍放松。

更进一步，我必须郑重指出，囤积癖是他对于事物见解的一种替代和象征。一旦他开始囤积，这就意味着家庭和他自身得到了改善，主要是因为这也表达了一种见解。这种见解是囤积癖的基本象征，象征着他实际上并不是一无所知。

愤怒与内心

所以，收藏囤积癖和他想要得到改善这一无意识愿望有关，想要得到改善也表明他有自己的见解，这种见解是他学到的，虽然实际上他非常确定高中时并没有学到任何东西。

但是，将收藏囤积癖的象征和想要得到改善这一愿望联系在一起的是他无意识的愤怒。这种愤怒和作为孩子时的他不能面对的状况以及他不大可能知道的某种力量有关。在这种意义下，也许大量的愤怒被抑制了，而且愤怒的本质变得压倒一切，尤其是在他很小的时候，心理病症已经形成，而且当他隐隐感到被抛弃的时候，没有可以解决内心沮丧的情感途径，也就是说，他觉得家里没有人会为了他腾出时间。

这就是一个愤怒威胁到内心生活的案例，由于他觉得生活中被忽略、情感上被遗弃，这种感受变得如此根深蒂固，以致于他的孤独感成为了生成愤怒的动力，因为这愤怒最能代表生活中他厌恶的一切东西。

假设由于以上原因，尼古拉斯的心理病症被内心驱逐并开始移向性格特征的范围。这种愤怒会具有以下特征：覆盖范围巨大（magnitude），摧毁程度强烈（intensity），力量渗入内心深处（penetrated），可能会超过一生的持续时间（duration）。为了心理病症密码可以成功应用，这个案例有必要使用药物治疗，使得强迫性囤积癖重新维持在初始的紧张状态，即尼古拉斯觉得自己是破碎和缺乏教育的状态。在这里，对于囤积癖这一原始形式，他或许会说，是由于对此关注不足，所以才没有将它们用象征性囤积癖的形式表现出来。

13

厌食症

还不够瘦！

某位年轻女性的口号是："还不够瘦！"

问题

28 岁的米歇尔由于有自杀倾向而住进了医院。她是在自家车库里被发现的，当时已经处于半昏迷状态了。她的自杀方式是发动私家车的引擎并关闭车库所有的门窗。她的自杀倾向是如此严重，已经不只是为了引人注意了。

她是一位有厌食情绪的女性，持续了将近十二年的厌食症是她最主要的心理病症。她母亲说，米歇尔从十六岁就开始讨厌吃东西，同时也开始担心她的体重，实际上一开始，她更多的是担心自己的样子和是否真的太胖。然后慢慢地，她开始拒绝吃东西，而且在照镜子时她会反复对自己说："还不够瘦！"

从那时起，米歇尔会时不时地觉得孤僻和压抑。但厌食症是她最主要的心理病症。然而，与其说厌食症只是作为一种偶尔出现的心理病症，还不如说它一直存在着，从未消失过。厌食症仿佛有一种力量，如同一个恶魔对她造成了强烈的影响，不停地催促她去照镜子。始终不变的是，当她看到自己的样子时，心理病症的最后一面就会显现，也就是米歇尔总是会失望地想："还不够瘦！"

在这个案例里，米歇尔还落下了闭经的毛病，在试图自杀之前她已经有八个月没有月经来潮了。

过往病史

    显然，米歇尔非常依赖自己的母亲，但同时也会对母亲不耐烦和产生些许的反感。但是她仍会将所有事都告诉母亲，包括和男孩子的亲密行为。她不顾一切地想要得到母亲的赞同，但她又总对母亲发脾气。她的爱和愤怒很大部分源自于对母亲的依赖。这种类型的双重感受被称为矛盾的感情。这实际上意味着矛盾——来自于同一地方的两种力量却走向不同的方向。

    但米歇尔同父亲的关系却不是很好，她从不尊重父亲的意见，也不询问他的建议。很明显，母亲是家里的顶梁柱。一切决定全都是母亲拿主意，米歇尔和父亲只须照着办。

    米歇尔有个比她小十岁的妹妹，但是不论出于什么原因，几乎她做的所有事都与妹妹无关。她说她的生活是如此忙碌，因此她让母亲去料理关于妹妹的所有事。然而，她却有一位特别要好的朋友，可以与之分享她所有的秘密以及发生在她生活中的一切事情。她们四岁时就成为了朋友，十二岁之前她们几乎是在一起长大的。因为她们在同一个班上学，所以会彻夜狂欢，在对方家吃饭，结伴出去旅行，一起做作业。之后，爆炸性的事情发生了！

在 12 岁时，她的好姐妹认识了其他朋友，米歇尔立马觉得很沮丧。她觉得自己被抛弃了，她对我说，一听到这个消息她"惊呆了"。她们曾经是最好的朋友，但是突然地她这位朋友差不多像是消失了。米歇尔感觉像是在大海上迷失了方向，她开始变得茫然。这位朋友曾对她如此重要，以至于她的内心找不到可以停留的港湾。然而，她花了很长时间才接受了这个令人震惊的消息，生活也仍然在继续。但是她从没忘记当这个消息传来时自己内心的强烈悸动。

虽然她对食物一直很挑剔，但是这个时候小米歇尔还没有变得厌食。对母亲以及其他任何针对她的合理批评，她开始越来越感到不满。然而令人觉得讽刺的是，尽管她对母亲很不满，但从那时起，这变成了她和母亲唯一的联系。

它代表的全部含义

我们来看看米歇尔现在的困境。导致她试图自杀的关键事件和一年前她认识的一个男人有关，大概发生在她出现闭经之前的四五个月。她爱上了那个男人。那男人似乎也爱上了她，称赞她长得很漂亮。那男人对她很坦率，同时也诚恳地告诉米歇尔，她"瘦得皮包骨"。

他说米歇尔明艳动人，也想同她继续交往下去，但是同时，由于米歇尔异于常人的瘦弱外表，他不能，或者说不能对她有所承诺。为了取悦他，米歇尔曾经认真考虑过改变自己的饮食方式，让自己不再瘦下去。然而，她一天要照好几回镜子，但每一次她都会觉得镜子里的"她"还是"不够瘦"，因此在现实中她也改变不了自己进食的方式。

很快地，米歇尔生命里的爱人——这位说话直接的绅士——离开了她，永远地离开了。她对这个男人的离开感到极为震惊，但她依然保持着减肥状态。就算她非常想遵从那个男人的想法，但是她做不到。她根本无力抵抗想变得更瘦这一强烈的愿望。几个月之后，也就是她试图自杀之前，她听到了那个男人即将要结婚的消息。正是从那时起，她开始觉得，"或许只有自杀能解救自己"。

同这个男人以及儿时伙伴破碎的关系在她内心已经形成了一口愤怒的深井，最终这愤怒被她发泄在了自己身上，并极大地促使厌食症这一心理病症变成她自身的性格特征。当米歇尔听到她的爱人即将要结婚时，她回忆起了早前儿时伙伴离开她的事情，她叹道："这样的事又发生了，我过不了这道坎。"

因此，即使她的自杀倾向如此严重，但这并不是她最重要的心理病症。这是因为，无论在自杀过程中这种倾向如何严重，但它大部分仍处于米歇尔的自主控制之中，而且米歇尔对这种行为有改变主意的权力，就像只要她想她就有呼救的权力一样。然而厌食症却是她不能控制的，因此实际上，她的心理病症是厌食症。感觉被遗弃的经历、被爱人拒绝的痛苦、对儿时伙伴记忆的恢复这些感觉是如此真实，无疑促使了她的沮丧以及随之而来的自杀倾向，但是当厌食症统治她生活的时间最长而且还将在她生活中持续下去时，这种自杀倾向本身就是一种剧烈的实施行为。

厌食症吞没了她的整个生活，并全面接管了她的性格。这一心理病症变成了性格特征。别人描述她时只会用到一个词，用外行的话来说就是"患厌食症的人"。她生命里的一切事情都围绕着这一病症。就这样，厌食症似乎就从愿望的领域移向了性格特征的范围。

愤怒与内心

厌食症真正意义上代表了一些具体的东西。当然，它和一切其他心理病症一样，也具有象征性的含义。在这个案例中，喜欢照镜子并觉得镜子里的人"还不够瘦"这件事实际上表明"愤怒依然存在"。关键是，人变得越来越瘦与愤怒变得越来越少这两者并没有现实关系。一个人不能通过变得越来越瘦来消除对特定对象的被压抑的愤怒。从肥胖体型减到正常体重时会让人感到开心，但越来越瘦和抹去对特定对象的愤怒之间却不存在这种实际联系。

　　然而，在米歇尔的内心，她为愤怒和变瘦之间做了一种象征性的联系，即使如前所述，实际上这二者并不存在此种联系。这种幻想的联系是一种界线之后的联系，这是一种想后退的假设关系，完全和她内心需求有关，而不是实际相关。在她无意识心理中，这种联系充其量只是被定义为她想要削弱愤怒的一种尝试。这是为什么呢？因为这愤怒可能直接指向她的母亲——可能的特定对象。但是这个问题是矛盾的，她深爱母亲，却也会生母亲的气。由于她对母亲的依赖，因此消除（削弱）愤怒就显得十分必要。更延伸一点的问题就是永远的"还不够瘦！"再一次要讲到的是，实际上，抹去愤怒和人的瘦弱程度没有联系。

　　这种幻想愤怒和变瘦之间产生联系之所以可能会发生，是因为我们假设，对可能的特定对象（在这个案例里，可能是她母亲）的愤怒强迫米歇尔将心理病症从愿望的领域移向性格特征的范围。如果内心的心理机制与对特定对象的记忆脱钩的话，这种情况就会发生。因此，对特定对象的记忆会被患有心理病症的人隐藏起来。

因而，在这个案例里，由于对这个特定对象的愤怒如此危险，厌食症从心理病症转化成病态特征。内心将心理病症从愿望的领域移向性格特征的范围的原因是人内心意识到了威胁的存在性及完整性，这也就是说，这种愤怒的危险在于覆盖范围巨大（magnitude）、剧烈程度强大（intensity）、力量渗入内心深处（penetrating）、持续时间（duration）长达多年。

最后一点，厌食症满足了米歇尔想好好爱自己的母亲并不再对她生气这一直接愿望，所以只要她不吃东西，她的紧张情绪就会缓解。因此，她坚持将厌食进行到底的心理病症一直以来减轻了她的紧张不安。不使用药物治疗的话，这种心理病症将无法解决或治愈，而且心理病症密码四要点也不能有效地发挥作用。只有配合使用适当的药物治疗，才能用心理病症密码处理"还不够瘦"这一病症，通过重新将压抑的愤怒和特定对象挂上钩并且让患者意识到它们的存在，从而帮助解决引起厌食症的情感问题。然后，"如何做"这一行为和问题的矛盾状态有关，而且对母亲的愤怒需要用为存在的问题制造一些实际冲突这一方式加以明确。

14

广场恐惧症

今天我不想去上班！

某个女人限制自己的行动范围，以至于最终她连床都下不了。

问题

"今天我不想去上班"是六十岁的诺玛患上广场恐惧症（害怕开阔空间）的第一个信号。在过去的四十年里，她在一家制造公司里做会计。结果，她开始了一段与公司老板长达近二十年的不正当关系。由于这一点，尽管薪水十分微薄，她现在却拥有自己的公寓和一辆豪车，令人觉得讽刺的是，她几乎从不用这辆车。她的衣橱里塞满了量身定做的昂贵衣服，她从不做饭，每晚都只在消费很高的餐厅吃饭，这些费用全部都是她老板来出。

　　某天清晨醒来，诺玛对自己说："今天我不想去上班了。"快到中午了她又自言自语道："实际上，这段时间我都不想去上班。"不久后的一段时间里，她都没离开过公寓楼。然后紧接着她就一直呆在自己公寓里。这种螺旋向下的情况一直持续着，她从不能走出卧室变成离不开床的周围，最后她连床都下不了了。

过往病史

　　诺曼一直未婚，在干会计工作之前，她和单身的哥哥一起生活了十年。那时，在经济上和精神上她都非常依赖哥哥。这纯粹是对于母亲的强烈依赖的一种延续，童年时的她尽可能多的呆在母亲身边，而不愿离家太久。父亲在她很小的时候就抛下家庭远走高飞了，因此她一旦需要保护时，哥哥总是挡在她前面。

诺玛说她长大之后的经历总体来说都很平凡。她在校期间成绩很好，一直觉得是自己的努力换来了回报。然而，她十分恋家，将所有假期都用来陪伴母亲，有时是哥哥。她从没有进食方面的问题，早期成年生活里的大部分时候都是正常体重。她是一位个子相当高的女性，大概有 175~178 厘米，因此即使曾经长胖了，她依然看着比较匀称。

她到这家制造工作做会计时大约只有二十岁。她在那里工作的头二十年里，公司老板，也就是后来与诺玛有长期不正当关系的男人，显然并没对她有任何挑逗性的暗示。后来这件事却发生了。四十岁那年，她被同事带到一个老板要参加的舞会上。老板将一项金额为 5000 美元的业务检查交给她做，以此作为送给她的生日礼物。诺玛彻底目瞪口呆了，当她将这事告诉一个干这行的亲密朋友时，这位朋友说："啊哦，注意点哟！他在追你！"但她的回答却是："别傻了!"

但是没想到令人傻眼的是，不久之后他们开始一起吃晚餐，然后一切就开始了，在接下来的二十年里一直持续着。这些年，老板送了许多礼物给她，有钱也有别的东西，正是这期间她将一部分钱存了起来，剩下的用来投资，渐渐地，她变得相当富有。

她在办公室的地位也变得尊贵了，同事们都知道她最受老板亲睐，可以做任何想做的事，仿佛这根本不是秘密。所有人都遵从她的意愿，而且无论发生什么结果，她对别人的意见有着至关重要的作用。她受到所有同事的喜欢，因为只要有需要，她都会为同事们辩护。

最终，在老板八十岁大寿时，可以说诺玛的天都塌了。

它代表的全部含义

诺玛说他的老板/爱人是一位已婚男士，显然这位已婚男士不会给她任何承诺，不会在她生活中作为一个完整的形象出现。"他一直告诉我说他不会抛弃家庭，"诺玛叙述道，"而且办公室里的每个人都知道这是真的。"然而尽管如此，她对工作中的地位非常自豪，在公司里，每一个同事都知道她是老板中意的人。

她实事求是地答道："这种感觉就像我是公司里的皇后。"她感觉自己像是被保护了起来。当然，接踵而来的是不可避免的灾难。

老板在八十岁生日那天告诉诺玛，他没有精力继续维持两人的关系了，他想要诺玛退休且不再在办公室上班。然后老板将一份时间表交给她，这上面写明了她的退休事宜。

无论是对诺玛的内心感受、自我意识还是安全感，这件事带来的巨大打击让她的广场恐惧症越来越严重了。这件事是一个特别严重的情感打击，极度依赖他人的人在毫无心理准备的情况下遭遇这种事，给她带来的打击只会更甚。她的老板/爱人突然向她宣布这件事，几乎是猛然地脱口而出的。

她最喜欢的餐厅是一家经营意大利菜的小饭馆，多年来她几乎每晚都到这家饭馆用餐。当然，她是这家饭馆最受欢迎的顾客，而且她每次会点菜单上最贵的菜。现在，由于她将自己拘在公寓里那方小小的天地里，因此每天她只能从那家饭馆订餐，然后由工作人员送来。她现在唯一的快乐就是吃东西，似乎她可以用食物来平息愤怒以及任何会提示愤怒依然存在的焦虑情绪。由于食物消耗的量越来越大但缺乏有氧运动，诺玛慢慢开始变胖。半年之内，她原本纤侬合度的 150 磅体重上升到了 190 磅，这似乎太胖了。

愤怒与内心

起初刚和老板分手时，诺玛感到抑郁、伤心及失落，而且她能察觉到自己"对老板有点生气"。实际上，她内心或许对老板十分愤怒，但是她不知道这一点或者说不能正视这一点。通常，一个依赖他人的人会将即使是很小的愤怒全部都隐藏起来，是因为期望着自己依赖的那个人能回心转意。

反过来，她内心潜藏的愤怒是基于赤裸裸的现实让她看不到希望，失去了力量。本质上讲，她丧失了自信心。她需要那男人时常出现并给予支持，还想要上班时的尊贵待遇，但这些愿望完全被阻碍或挫败了。

在某种意义上，不下床是因为她坚信老板还会像以前一样回来找她。所以，她想要一直呆在床上的愿望是挽回爱人的一种方式。实际上，呆在床上甚至是以一种象征性的无意识形式表明爱人已经回到她身边了。

此时的难点是围绕着诺玛被压抑的愤怒本质。愤怒覆盖范围巨大（magnitude），肯定威胁到了她的内心；愤怒向内爆发，也就是愤怒内在爆发力的程度应该很强烈（intensity）；愤怒对内心的渗入（penetrating）也十分有力；这一心理病症是另一个一生依赖他人的问题——长时间（duration）的依赖。在这个案例中，心理病症变成了一种深远的影响。如果没有药物治疗介入的话，这种深远影响实际上是心理病症的一个确定性的符号，她可能一生都要忍受这种病症的折磨。

诺玛的内心产生了这种愤怒，如果不使用药物治疗的话，那么她将别无选择，只能将愤怒从愿望的领域移向性格特征的范围。此时的关键点是，别人一提到她就会说"她下不了床"。换句话说，心理病症变成了她性格的一个特征，然而这在别人眼里被认为是她病得不轻。

过了一段时间，她的广场恐惧症变得如此严重，以至于她根本不提及她的老板/爱人，只能将注意力放在拒绝下床这种状态上。她表现得像是她的愤怒和对特定对象（老板/爱人）的记忆脱钩了，尽管实际上她记得非常清楚。然而，在她的无意识心理中，愤怒和对老板的印象之间的联系被分隔开了。

　　这就是心理病症完全吞没了性格并以病态特征的形式出现的一个坚实写照。在这种案例中，只有药物治疗才能接触到心理病症的本质，只有那时心理病症密码四要点才能使用在诺玛身上。

　　然而，她的广场恐惧症以一种界线之后剧烈的后退形式代表了深度的病理学或疾病状态，而且反过来，这一心理病症不再作为她坚信老板/爱人会回心转意的表现。她的心理病症减轻了紧张感，是因为在她的无意识心理中，这意味着她的爱人还在那里，尽管实际上他根本不在。

　　最终，她拒绝下床导致了其他问题，大多数是对于药物治疗的抗拒。随之而来的是，她突然丧失了食欲，以至心脏停止跳动，走到了生命尽头。

15
自我入罪妄想症
我不写任何东西！

某个男人拒绝写字，是因为他觉得他曾经犯了罪，因此害怕他所写的东西成为罪状。

问题

五十多岁的迈克是一家男装店的金牌售货员，但是现在，一个难以解决的问题让他很苦恼。这是一种严重的症状，虽然不会妨碍他的正常工作。他是一位很有魅力而且让人着迷的男士，会为顾客在购物时创造一种很愉悦的感受。但是，一旦到要填写购物小票时，他需要叫别的售货员来做这件事。他仅仅只是不能或不会写。"我不写任何东西！"或许他会这样说道。

　　然而，他很聪明，实际上他写的东西非常漂亮。但是，在实践中，在现实里，他不能将任何东西白纸黑字地写下来，而且他想象不到怎样的情况可以让他干这件事，让他想写东西。如果有人帮他代写了购物小票，他会将销售提成的一个百分点转给那人。

　　他的妻子同样也无法强迫他写那些购物小票，而且他对写东西的焦虑让妻子越来越生气。在他们一起长达十五年的时间里，妻子经常向他抱怨这件事。其实，婚后迈克从没写过任何东西，当然，妻子知道这是为什么。

　　问题是，只要报纸、广播、电视上提到任何有关犯罪的事，他就会变得很紧张。这就是关键——犯罪！即使这个犯罪事件发生在3000英里以外，它依然会干扰到迈克，并让他觉得别人会认为是他做的，而且他甚至会将自己的想法和觉得自己可能真的犯了罪混淆在一起。他不能确定自己是不是真的犯了罪，但是他会觉得也许他确实犯了罪。

这就是问题的症结所在——自罪妄想症。这是一种妄想症，和所有妄想症一样，它违背逻辑。即使他面对的是一场不可能参与的犯罪——发生在五分钟前、横跨整个大陆，他根本不可能在那个地方，但是这依然没用。因此，这个问题和逻辑无关。是的，只有他的感受能说服自己。当然，这是一种慢性的长期问题——对认罪的恐惧感像一只手掐住了他的脖子。

这种妄想症被深植于心，已经可以视作一种精神错乱或狂乱了，这一精神错乱或狂乱被孤立于其他性格之外，因此它不会导致和他有关的其他事产生错乱或狂乱。然而，这种不能书写任何东西的自罪妄想症吞没了他的整个人格，以致于别人可以根据心理病症的存在来辨别他这个人。

过往病史

迈克对于童年的记忆很模糊。他是家里唯一的孩子，从小就被父母管得很严。母亲秉持着"棍棒底下出孝子"的观念。父亲对他也同样严格，除此以外，根据迈克的回忆，父亲老是挖苦他。另外，父亲在家里的地位很低，就像迈克描述的那样："母亲操纵着一切！"然后，他说了一句这样的话来评论父母："我永远得不到我想要的。"

总体上来说，他表达了一种对父母的负面情绪，尤其是对母亲。有一次父母出了车祸，他居然想到，如果父母在车祸中死了，那么他就自由了。

除了这些记忆以外，其他一切关于父母的记忆对于他来说都很模糊。最重要的一点是，当谈到早期发生的事情，迈克说他感到很孤独，没有感受过别人的理解和关爱，除此之外，他显然对这其中的一点或者这两点非常愤怒。我们可以猜到，他母亲就是那个让他感到最愤怒的人，从他详细描叙母亲就是那个让他得不到想要的东西的人就能看出这一点。

作为一个正在成长中的年轻人，对于这个年纪来说，他有点偏矮，但一直以来他身体结实、肌肉发达、强壮有力。虽然体格健壮，但他生活中的最大爱好却是玩手球。这个游戏的规则是人面对墙壁以手掌击球并且不能让球弹到过道上去。对手也同样击球，直至任何一方没有将球击回、漏球或在接触墙壁前已反弹一次。真正专业的手球玩家玩这个游戏时会使用弹力好、十分坚硬的小黑球。如果不适应这种球的话，玩家将会被它弄伤。然而，迈克有一双孔武有力且肥厚的手，因此击球时不但不会痛，而且还很舒适。

当谈到早年玩手球的经历时，迈克仍然记得，只要他一击球，他的紧张情绪就会得到缓解。他从来都无法解释这是为什么。在他的精神疗法会议上，我们认为他的每一次击球都意味着排斥一切对做错事的控诉，而这种控诉正是来自于世界（或者他母亲?）归咎给他的。而且只要他漏掉一个球，他就会很愤恨，因为这给他带了一种不好的感觉，远远超过在游戏里犯了小错所产生的正常感受。他对手球的沉迷一直延续到成年后，他几乎是为此而活。

它代表的全部含义

在讨论到他父母时，我们可以从他希望父母在车祸中出事这个线索看出他的真实感受。从精神分析的观点来讲，如果父

母在车祸中丧生他就能获得自由，这一想法事实上就是他希望
父母死掉。然而，这个愿望没有经过深思熟虑，也不是一个有
意识的愿望，因此大部分时候它都会被抑制。

迈克的自罪妄想症同样也揭示了他已经给自己判了死刑，
是由于谋杀，或许就是谋杀自己的母亲。我们推测这正是他心
里所想——杀死母亲。因此，他拒绝写东西是因为，在无意识
心理中，他认定，不会受到惩罚的唯一理由就是不能通过写下
的语句迫使自己认罪。

在这里要提到的是，他母亲已经八十五岁，在迈克与我会
面时依然身体健旺。然而，在迈克的心里，由于他表面上希望
母亲死掉，因此，逼迫他的更多的是自己的感觉，而完全不是
他所知道的现实，也就是实际上他母亲还活得好好的。

愤怒与内心

有趣的是，当谈到他父母时，他感觉不到任何对父母的狂

怒，连强烈的愤怒都没有。但是，他承认了很享受那种感觉——那种每次一想到父母在车祸中丧生后自己就获得自由的感觉。

关键点在于迈克一直在逃避罪责的沉重负担，这罪责来自于他总是无意识地认为自己谋杀了母亲。通过不写任何东西的心理病症，希望母亲死掉这一表面上的愿望得以满足，意味着这一行为已经完成——他杀害了自己的母亲。因此，他的直接愿望是逃避罪责。所以他不会写任何东西！他的直接愿望制造了一种不写任何东西的状态，这一状态减轻了他的紧张情绪。这样，每次他被要求写东西但他却不写时，实际上他是在击手球，这样做可以逃避谋杀罪（弑母）的责任。

因此，对母亲的愤怒如此强烈巨大（magnitude），以致于覆盖了内心范围；愤怒的强烈程度（intensity）同样地压倒了内心自身的力量；愤怒渗入（penetration）内心深处；心理病症长达一生的持续时间（duration）让他内心觉得，有必要将这一病症从愿望的领域移向性格特征的范围。不管发生什么事，我们能看出他的性格被心理病症完全吞没了，以至于大家都知道他是那个"不会写字的人"。

由于他对童年的记忆很模糊，我们推测他早期的愤怒被抑制了，而且这种愤怒与特定对象脱钩了。愤怒与特定对象（或许就是他母亲）的脱钩使得心理病症在无药物治疗的情况下难以治愈。不使用药物治疗的话，精神疗法根本接触不到心理病症的本质。事实上，这个男人的精神情感后撤到界线如此靠后的地方，以至于只有药物治疗才能将这种妄想症回归到心理病症的本质上来。然而，在药物治疗的情况下，最终我们可以轻松地使用心理病症密码帮助治愈他的病症。

16

人格分裂症
与性有关、挑衅、本我

　　某个经典的人格分裂症案例是关于一个人体内同时存在三重性格。第一重是寄主，也就是所谓的正常性格，第二重是好斗，第三重则是与性有关。

问题

　　一个患有人格分裂症的病人，用精神学语言来说，也就是他患有分离性身份识别障碍（多重人格障碍）。这意味着人的身份是分离的，换句话说，患者的部分性格分布在不同的地方，而且每一个都是独立的或与其他隔绝开的。在这种人格分裂症或多重人格障碍的类别里，这些性格分布的地方隔得如此之远，以至于最终可以有三重性格同时存在于人体内或人的性格里。

这三重基本性格是：

1. 所谓的正常人格，即寄主；

2. 挑衅的性格；

3. 与性有关的性格。

曾经，这三重性格各司其职。在这个意义上，除了宿主外的另外两重性格（即我们熟知的变形性格）每一重都有自己的记忆、情感、性格类型，甚至是书写方式。但真正令人惊讶却是这三重性格运作的方式。

它们的运作方式如下：

1. 宿主性格（所谓的正常性格，本我）并不知道另外两重性格的存在；

2. 另外两重性格（挑衅和与性有关）知道彼此的存在，也同样知道宿主。

因此，宿主性格被蒙在鼓里，没有意识到潜藏在体内的另外两重性格，而且当它们主宰人体去办事时，宿主对此也没有意识。

那么，好斗性格和自恋性格都干了些什么事呢？挑衅性格会做那些进攻性的事，比如打架、敌对、预备交战、争论、轻蔑、隐藏的愤恨，总而言之就是抗议眼前的一切。与性有关的性格则是做有关于性的事，比如调情、勾引、滥交、露阴癖或窥阴癖等等。

有一个此类案例，主人公是一位名为约瑟夫的男人。他今年三十五岁，在一年之内已经两次住院了，每次都是因为抑郁。每次住院时，他的抑郁感就会提升。他的养母是一位家庭护士助手，因此他就在养母的客户家做勤杂工。一谈到这个工作安排，他就会很不舒服，他承认当养母工作时他很压抑。

在医院时，他因为向别人展示自己的裸体而被抓。他将自己的裸体暴露在那些女病房的病人面前。在进行这一暴露行为期间他躲掉了别人的检查，但是很快他被抓到在自己房间里穿女性服装。他还喜欢收集女性化妆用具、化妆品等等。但是当发现这一切时已经太晚了。他已经变换了性格。"变换"

（switching）这一词语是用来描述从一种性格变化成另外一种性格的。

因此，面对自己嘴上涂了口红这一现实，约瑟夫很困惑，不知道这到底是如何发生的。他根本弄不清楚这些女性用品是怎么跑到自己房间里来的。除此以外，在他的房间里还发现了一本日记。这本日记记录的是一对男女之间的对话。男人对女人说他只有在攻击别人时才会感觉快乐，而女人却说只有当掀起皮裙向别人展示自己的阴茎时才会感到快乐。而且这本日记是以这样的方式记录的：先是几页男人对女人说的话，然后是几页女人对男人说的话。

再一次地，约瑟夫否认了知道关于这本日记的任何事以及好斗性格或与性有关性格主宰身体时发生的其他任何事情。在这一否认的过程中，他表现一种非暴力的人生观，即使病房里的其他人说有时他会用武力威胁他们，但是这件事也被他否认了，他表示从不知道发生了这样的事。

过往病史

儿时的他被母亲保护得很好，而且他也极度依赖母亲。三岁那年母亲领养了他，其后母亲离婚了，一个人担起了抚养他的全部责任。

母亲自己在家教他学习。他似乎也没有什么朋友。实际上，从儿时起他就没有一个能叫出名字的朋友。我们可以想象这样一幅画面，一个孤独的小男孩很少接触其他人，但至少还有养母这唯一的联系。

他能记得的关于童年的所有事都与养母有关。他否认自己对养母存在任何不伦的感情，但他对这些问题却避而不答，显然或许这种感情比我们看到的还要多。

然而，家里种种迹象表明，他们之间有大量的勾引性行为。在描述他在家的情形时，他偶然提到母亲总是穿着内衣在家里走来走去以及母亲是一个发育良好、胸脯丰满的女人。除此以外，他还提到母亲是一个严格的人，不能容忍别人反驳。"我只能听着，就像没长嘴巴似的，什么都不能说。"约瑟夫这样形容道。而且，家里浴室的门从来不锁，即使一个人正在淋浴或洗澡，另一个人也可以在浴室里进进出出。当他叙述说狭窄的公寓里只有一张床，他和母亲都睡在这张床上时，这些出乎意料的事达到了高潮。

它代表的全部含义

在他这次住院期间，养母穿着很随便的就来看望他。她穿的是一身艳丽的服装，无论是样式还是色彩，都很好地展示了那撩人的身材。她的衣服都是贴身材质的，明显是为了显现自己引以为傲的美好身材而设计的。

这种勾人的、风骚的、不适宜的展示显然从小时候起就对约瑟夫产生了不小的影响。约瑟夫陈述道："我爱她。不管穿不穿衣服，她都是那么的美丽。"从此我们能清楚地看出，唯一能让他感兴趣和引起他注意力的只有他母亲。

用专业的精神学原理分析的话，我们普遍认为，人格分裂症是由大量的身体虐待或性虐待发展而来的。谈到性问题，当他很顺从或者仅仅只是很平常地服从（只做那些被允许的事）时，母亲就会做出一些性挑逗行为。实际上，随着我们逐渐了解约瑟夫的故事，看起来养母用爱的承诺、勾引的行为和以前的各种挑逗操控了他的一生。在他的坦白下，他向我们描绘一幅崇拜母亲的图像。

无论如何，这里的底线是他没有遭受身体上的虐待。进一步，我们能清楚了解到他被性控制了。一方面，母亲不准他挑衅或者愤怒；另一方面，明显地，没有母亲的允许，他在性方面不能自主。

愤怒与内心

我们也能合理推断约瑟夫的分裂人格并不是因为强大激烈的愤怒被抑制而产生的。关键点是，当一个人被控制且很依赖控制他的人，更重要的是他还爱着那个控制者，疯狂地爱着，那么他将无法再掌控自己的性格了。他几乎必然会或者为了生存对控制者言听计从。

这就是关于约瑟夫问题的事情经过。人格分裂症吞没了他。因此，为了挽回部分常态，在他的无意识心理中，他的内心聪明地创造了三重性格来弥补他本身性格上存在的问题。那么这些问题是什么呢？正是那些养母定下的规矩：不能有挑衅或者与性有关的想法，至少在没有她允许的情况下，这些想法都不能有。他遵从母亲的规矩，但内心却为了不想守规矩的想法创造了其他性格。当然，一重是挑衅，另一重则与性有关。

这样也就是说，这种人格分裂的目的正是为了逃避痛苦或者尴尬的记忆以及逃离规矩的限制。如果这样的话，对于那些所谓的"恶魔似的"冲动行为以及这些行为累积起来的记忆来说，作为寄主，作为意识里并不知道另外两重性格存在的人，他是不用受这些约束的。

约瑟夫的愿望是成为一个完整的人并且在对母亲顺从的同时完全拥有她。因此，为了母亲的喜好，约瑟夫顺从地出卖自己的性行为和挑衅行为，这时，他的愿望实现了。然而，他想成为完整的人这一直接愿望通过能减轻紧张情绪的三重性格而得以实现，这是因为他可以表现自己性格的任一方面而不用担心会带来麻烦。这样，他既能巴结母亲又能保持自己仍是完整的人，虽然实际上是分裂的。但是这种顺从和崇拜伴随着一股极大的愤怒的暗流，因为无论在哪一种性格里，依赖的程度越大，它所孕育的愤怒越大。

当然，这种愤怒会被深深抑制住，而且它将是以这种方式影响人的内心：毫无疑问，内心会将人的分裂人格从愿望的领域驱逐出去并将其移向性格特征的范围。约瑟夫性格分裂的本质将他整个都吞没了，以至于现在人们能通过"分裂"这一重大性格特征来辨别他。

当然，内心之所以将心理病症从愿望的领域驱逐出去并将其移向性格特征的范围，这与内心受到威胁有关，是因为愤怒覆盖范围巨大（magnitude）、摧毁程度强烈（intensity）、力量渗入内心深处（penetration）、心理病症慢性长期的持续时间（duration）。

本质上，约瑟夫将自己的一生的时间都用在界线之后了，用在后退和对养母的迷恋上，但他养母却仍将一直不安下去。

仅仅使用我们的心理病症密码这种谈话式方法是治不好他的人格分裂症的。在这个案例里，需要药物治疗，同时配合心理病症密码的使用，才可以治愈他的人格分裂症的某些部分。

　　因此，这就需要研究一种新的治疗方法，使得约瑟夫分裂的人格可以变得固定下来并得以治愈。那时他才能成为一个完整的人。这只会出现在对特定对象（他母亲）的愤怒变得有意识的情况下。目前，他被抑制的愤怒和对特定对象的记忆显然已经错位，因此他的心理病症现在仍是顽固的。

第五章

总结心理病症密码

17

总结心理病症密码和它所经历的三个 阶段

阶段一：心理病症形成前阶段

1. 快乐是我们寻求的东西，愿望则是快乐的最佳代言人。因此，一切事情始于为了获得快乐而试图让愿望得以实现。

2. 当愿望被阻碍了，人就会感到沮丧。在这种意义上，拥有快乐被后延了。

3. 被阻碍或挫败的愿望带来的结果使人感觉无助或失去自信。

4. 失去自信的情感反射是感到愤怒。愤怒本身是一种愉悦的发泄沮丧心情的方式。愤怒是一种自然的反应，因为当人感到失去自信时，愤怒经常成为重获力量或重拾自信的唯一方法，而且重拾自信也一直是我们想要的东西。

5. 但是在许多案例中，由于某些原因，我们很难将愤怒表现出来，甚至连自己正在生气都不知道。因此，人们通常的做法就是抑制愤怒，将它强压下去，排除到自己的意识之外。

阶段二：心理病症形成阶段

6. 作为抑制愤怒所带来的自然副产品，情感/精神心理病症就会出现，因为愤怒的本质其实是一种攻击性的情感。所以，当被抑制的愤怒隶属于自身，且愤怒真的被抑制了，最后愤怒就会转而攻击自身。心理病症就变成自我攻击的结果了。

7. 弗洛伊德发现，在人的内心里，没有任何愿望会被拒绝。因此，当现实中愿望被拒绝了，人仍会在内心以心理病症的方式实现同一愿望。所以可以这么说，就算心理病症会使人痛苦，我们依然喜爱自身的病症，因为即使是假装的，心理病症真的能使愿望得以实现。

8. 由于愤怒的进行被抑制了以及心理病症代表着已实现的愿望，那么愤怒和心理病症之间会形成如下规律。

只要与愤怒和愿望有关：

a. 如果有压抑的愤怒和压抑的愿望，不仅会有心理病症，而且是一定会有；

b. 如果没有压抑的愤怒和压抑的愿望，不仅会没有心理病症，而且是一定没有。

只要与心理病症有关：

c. 如果有心理病症，不仅会有压抑的愤怒和压抑的愿望，而且是一定会有；

d. 如果没有心理病症，不仅会没有压抑的愤怒，也没有压抑的愿望，而且是肯定没有。

所有重要的特定对象

9. 愤怒反应通常是关于一个人——一个特定对象。这种情感绝不可能悬在半空。有愤怒就一定会有愤怒的特定对象。

10. 有时，当身边没有发泄对象或者无论因为哪种原因找不到对象或者不能直接面对对象时，那么这时愤怒的目标就会转向自己。因此，愤怒这种情感仍然有隶属对象——自己。

阶段三：心理病症提升阶段

11. 一旦确定了愤怒的目标（特定对象）而且对特定对象的愤怒变得有意识了，那么心理病症的力量就会受到挑战，心理病症或许会立即消失。

如果确定了愤怒的目标（特定对象），愤怒不再被抑制且变得有意识了，人也会为了初始愿望积极参与到"如何做"这一行动中来，这样一来心理病症受到的挑战会更大。"如何做"

会加快心理病症的消除。"如何做"将人置于界线之前，这是一个现实的地方，远离界线之后，也就是避免后撤到心理病症繁盛的地方。

抵触性的心理病症

12. 如果愤怒向内的强烈爆发导致了心理病症，那么愤怒的覆盖范围（magnitude）、强烈程度（intensity）、深入程度（penetration）、长期性（chronicity）最大程度地辐射了人的内心，此时只有通过使用药物治疗才能治愈心理病症。

13. 此外，通过心理病症密码四要点，在了解愿望、愤怒和特定对象以及实施"如何做"的基础上，我们可以治愈这些心理病症。

作者简介

亨利·凯勒曼，博士，从 1965 年开始从事精神学以及精神分析学的个人研究，在纽约大学、新学院大学、城市大学和心理健康研究生中心教研究生课程，著有多部专业书籍，现居住于纽约市。

作者的其他著作

1. *Group Psychotherapy and Personality：Intersecting Structures*

《团体心理治疗和性格：交叉结构》

2. *Sleep disorders：insomnia and narcolepsy*

《睡眠障碍：失眠和发作性嗜睡症》

3. *The psychoanalysis of symptoms*

《心理病症的精神分析》

4. *Psychopathology and differential diagnosis*：*a primer*

《精神病学及鉴别诊断入门》

Volume 1：*history of Psychopathology*

《第一卷：精神病学历史》

Volume 2：*Diagnostic primer*

《第二卷：诊断入门》

（全两卷与安东尼·巴里博士合著）

5. *Handbook of psychodiagnostic testing*： *analysis of personality in the psychological report*

《心理诊断测试：人格分析的心理报告》 （四个版本均与安东尼·巴里博士合著）

6. *Dictionary of psychopathology*

《精神病理学辞典》

编撰中的书籍

1. *Group cohesion*：*theoretical and clinical perspectives*

《团体凝聚力：理论和临床方面》

2. *The nightmare*：*psychological and biological foudations*

《梦魇：精神和生物的基础》

3. *Emotion*：*theory*，*research*，*and experience*

《情感：理论、研究和实践》

Volume 1：*Theories of emotion*

《第一卷：关于情感的理论》

Volume 2：*Emotions in early development*

《第二卷：情感的早期发展》

Volume 3：*Biological foudations of emotion*

《第三卷：情感的生物基础》

Volume 4：*The measurement of emotion*

《第四卷：情感的衡量》

Volume 5：*Emotion*，*psychopathology and psychotherapy*

《第五卷：情感、精神病理学以及精神疗法》

（全五卷均与罗伯特·普拉奇克博士合编）